栄養食事療法シリーズ ❷

たんぱく質コントロールの栄養食事療法

腎臓疾患（腎炎，腎不全）

透　析

肝臓疾患（慢性肝炎，肝硬変）

建帛社
KENPAKUSHA

編者

渡邉 早苗　女子栄養大学教授
寺本 房子　川崎医療福祉大学教授
田中 明　　女子栄養大学教授
工藤 秀機　文京学院大学教授
柳沢 幸江　和洋女子大学教授
松田 康子　女子栄養大学准教授
髙橋 啓子　四国大学教授

刊行にあたって

　科学の進歩・発展がもたらす影響は，人々の生活をより便利に，より効率良い方向へと向かわせ，平均寿命は延び続けている。"健康で長生き"は誰しもの願いであり，生活と健康の質に多くの人たちが関心を持っている。

　現在，生活習慣病の予防が国民的課題となり，メタボリックシンドロームの予防を目的とした特定健康診査及び特定保健指導（平成20年4月）が始まった。

　21世紀は高齢社会と少子化時代を迎えて，要介護高齢者や生活習慣病者の増加をはじめ，医療制度の改革や食環境の変化の中で，健康の維持・増進には個人個人が確かな知識とスキルを身に付けていなければならない。食事に関するマネジメントやケアは高齢者や傷病者にとってはQOLの向上のための支援であり，そのためには健康と病気の関わり，食べ物や調理についての正しい認識を持ち，これらを食生活に展開する能力（実践力）が必要である。

　近年では，メディアを通じてさまざまな情報が流れ，例えば特定の食品やサプリメント，ダイエット法などの効果が誇大に取り上げられている。地球環境の温暖化の問題やスローライフなどの生活スタイルへの回帰を考えると，従来の食材料をバランスよく組み合わせ，さらにそれらを調理し，食事に整えるテクニックを誰もが持つことが望まれる。

　日本人の40歳～50歳代の三大死因は悪性新生物（がん），心疾患，脳血管疾患である。中高年は肥満，糖尿病，脂質異常症，高尿酸血症など，何らかの疾病を抱えて生活しており，これらの疾病は食生活との関わりが大きい。

　本シリーズは，身近な疾病とライフステージで見られる特徴的な疾病を取り上げ，その概要と栄養食事療法についての考え方，さらに食事計画が自分でできるようになるために必要な学習内容を盛り込み，個々人に適した食事計画ができ，さらに，料理のバリエーションごとに，栄養量や調理法のポイントが学べる実用書である。

　家庭において利用できるばかりでなく，管理栄養士・栄養士養成施設に学ぶ学生の教科書，参考書としても大いに役立つものと思っている。本シリーズがより多くの人々に使用されることを願いつつ，今後も諸氏のご批判を頂きながらより使いやすい書にしたいと願っている。

平成21年1月

編者一同

「栄養食事療法シリーズ」の構成と特徴

　本シリーズは，栄養食事療法を実践する方々，栄養食事療法について学んでいる学生，現在臨床の場で実践中の管理栄養士・栄養士の方々に，さまざまな身体状況（病態）を考慮し，ライフスタイルや嗜好にあわせた治療食の食事計画ができるスキルが身に付くことを目的として編集しました。

本シリーズの構成

　栄養食事療法は1品，1食で成り立つものではなく，また，1日限り実践すればよいというものではありません。日々の積み重ねと長期に継続していくものです。そこで，本シリーズでは，栄養食事療法を継続するうえで必要となる病気の知識，栄養食事療法の知識および実践応用に必要なモデル献立の3つの章に分け，それぞれの疾患ごとにまとめてあります。

　病気の解説は医師によりわかりやすく書かれています。栄養食事療法の解説と食事計画：献立例は臨床に携わっている管理栄養士によってすぐに実践・応用できるよう記載されています。献立はすべてカラー写真で示し，料理名，材料と分量，作り方，栄養素量が示されています。さらに栄養食事療法や献立作成に役立つワンポイントメモを随所に掲載しました。

本シリーズ各疾患ごとの構成

病気の解説	疾患の概要，検査と診断，治療
栄養食事療法の解説	栄養食事療法の考え方，栄養基準，栄養食事療法の進め方，食事計画（献立）の立て方，栄養教育
食事計画：献立例	1日のモデル献立（1〜7日） 組み合わせて使用する料理例（単品メニュー） 主食，汁，主菜（魚，肉，大豆，卵・乳類），副菜（緑黄色野菜，淡色野菜，海藻・きのこ，いも類），デザート・間食

モデル献立と単品メニューの活用

　本シリーズの最大の特徴は，1日のモデル献立の主菜や副菜がそのほかの料理と自由に交換ができるように考えて，主食，汁，主菜，副菜，デザート・間食に分けた単品メニューを掲載してあることです。1日のモデル献立写真の見開きページに，その献立のポイントとともに組合せ献立例を*variation*としてあげました。嗜好，家族構成（環境），地域性などのライフスタイルに合わせて変更・調整してください。さらに，それら組合せ料理例のレシピと料理写真のページには，栄養食事療法実践に必要な調理のポイントやさまざまな食品の特徴などについてのワンポイントアドバイスを1品ずつに掲載しています。これらをヒントに，入れ替えや組み合わせによりメニューの幅がぐっと広がることを期待しています。　　（*variation*については，本シリーズに掲載していない料理などもあります。）

　なお，索引ページに各巻のすべての献立名を掲載しました。献立名での検索に役立ててください。

栄養バランスの確認

1日のモデル献立では，糖尿病，腎臓病については栄養食事療法で用いられている食品交換表での単位数を掲載しました。そのほかの疾患では，栄養バランスが一目でわかるように「食事バランスガイド」で用いられているコマを掲載して，1日分の献立の栄養バランスを示しました。たんぱく質や脂質の制限がある疾患では，コマバランスが悪い日もあると思いますが，逆に，これはその疾患の栄養食事療法のポイントと考えてください。

全巻セット付録：
栄養計算 CD-ROM

献立の栄養量は，栄養計算ソフト「エクセル栄養君 ver4.5」（建帛社発行）を用いて計算し，10冊の全献立を1枚のCD-ROMに収め，全巻セットに組み入れました。「エクセル栄養君 ver4.5」を事前に準備すれば，セット付録のCD-ROMを「エクセル栄養君」にアドインして，栄養量の再調整が可能となります。このテクニックを利用して，管理栄養士・栄養士養成施設に学ぶ方々は，各疾患の栄養食事療法についての考え方と疾患の理解，食事計画のスキルアップをするための学習教材として活用してください。また，ご家庭においては，季節の食品やその日の食材に自由に置き換え，栄養量の確認ができます。献立のバリエーションを増やす一助としてください。（詳しい使い方は，CD-ROMに添付してある資料を参照してください。）

＊CD-ROMは，全巻セット販売にのみ付いています。CD-ROMのみの別売はございません。

献立・料理の栄養計算，PFC比，食事バランスガイドの算出方法について

1. **献立・料理の栄養計算は，五訂増補日本食品標準成分表**（以下五訂増補食品成分表）に基づき，建帛社「エクセル栄養君 Ver4.5」で栄養計算をしている（小数点以下の四捨五入により「1日の栄養量」の合計値が朝・昼・夕・間食の合計値に一致しない場合がある）。この成分表に収載されていない食品は代替食品を使用するか，公表されている参考値をエクセル栄養君 Ver4.5にユーザー登録して栄養計算を行った（ユーザー登録をして栄養計算をしている食品は，10巻セット付録のCD-ROM内のユーザー食品登録ファイル参照）。これらの成分値は，五訂増補食品成分表に収載されている栄養素のすべてが収載されていないので，栄養計算時には登録されていない栄養素は「0」として計算されている。

2. **献立例のPFC比（エネルギー％）の計算は次の式によって計算している。**

    P比（エネルギー％）＝たんぱく質（g）×4（kcal）／総エネルギー（kcal）×100
    F比（エネルギー％）＝脂質（g）×9（kcal）／総エネルギー（kcal）×100
    C比（エネルギー％）＝100－（Pエネルギー％＋Fエネルギー％）

3. **食事バランスガイドの「つ（SV）」は次の値によって計算（少数第1位を四捨五入）している。**

    主食＝ごはん，パン，めん類等の炭水化物40gを**1つ（SV）**　　**副菜**＝野菜，きのこ，いも，海藻，種実の合計重量70gを**1つ（SV）**，野菜ジュースは140gを**1つ（SV）**　　**主菜**＝肉，魚，卵，大豆等のたんぱく質6gを**1つ（SV）**　　**牛乳・乳製品**＝牛乳・乳製品のカルシウム100mgを**1つ（SV）**　　**果物**＝果物の重量100gを**1つ（SV）**，果汁100％ジュースは200gを**1つ（SV）**

目 次

「栄養食事療法シリーズ」の構成と特徴 …………………………………………5

腎臓疾患（腎炎，腎不全） 11

腎臓疾患の医学 …………………………………………………………12

Ⅰ.腎臓疾患の概要 ………………………………………………………12
①腎臓の構造と働き …………………………………………………12
②腎臓疾患の症状 ……………………………………………………13
③原発性糸球体腎炎 …………………………………………………14
④腎不全 ………………………………………………………………16

Ⅱ.腎臓疾患の検査と診断 ………………………………………………19
①尿検査 ………………………………………………………………19
②血液検査 ……………………………………………………………19
③腎機能検査 …………………………………………………………20
④急性糸球体腎炎の検査と診断 ……………………………………20
⑤慢性糸球体腎炎（IgA 腎症）の検査と診断 ……………………21
⑥ネフローゼ症候群の診断基準 ……………………………………21
⑦急性腎不全の検査と診断 …………………………………………21
⑧慢性腎不全の検査と診断 …………………………………………21

Ⅲ.腎臓疾患の治療 ………………………………………………………22
①急性糸球体腎炎の治療 ……………………………………………22
②慢性糸球体腎炎（IgA 腎症）の治療 ……………………………22
③ネフローゼ症候群の治療 …………………………………………23
④急性腎不全の治療 …………………………………………………23
⑤慢性腎不全の治療 …………………………………………………23

栄養食事療法 ……………………………………………………………24

Ⅰ.栄養食事療法の考え方 ………………………………………………24

Ⅱ.栄養基準 ………………………………………………………………24
①適正エネルギー量と栄養バランスの整え方 ……………………24

Ⅲ.栄養食事療法の進め方 ………………………………………………26
①病態ごとの基本的な考え方 ………………………………………26
②腎臓病食品交換表の使用 …………………………………………27
③食品成分表の使用 …………………………………………………27
④１日の食事目安の提示 ……………………………………………27
⑤治療用特殊食品の利用 ……………………………………………28

Ⅳ.食事計画（献立）の立て方 …………………………………………29
①献立の立て方 ………………………………………………………29
②献立作成のポイント ………………………………………………29

Ⅴ.栄養教育 30

食事計画｜献立例：5日分 32

　　　献立例1（1,800 kcal，たんぱく質 40 g）................... 32
　　　献立例2（1,800 kcal，たんぱく質 40 g）................... 36
　　　献立例3（1,800 kcal，たんぱく質 40 g）................... 40
　　　献立例4（1,800 kcal，たんぱく質 40 g）................... 44
　　　献立例5（1,800 kcal，たんぱく質 30 g）................... 48

組合せ料理例 52

　　　主食 52
　　　主菜 54
　　　副菜 60
　　　デザート・間食 66

透　析　　　　　　　　　　　　　　　　　　　67

透析の医学 68

　　Ⅰ.透析療法の概要 68
　　　①透析療法とは 68
　　　②血液透析 68
　　　③腹膜透析 69

　　Ⅱ.透析療法の検査と適応 70

　　Ⅲ.透析療法時の治療 71

栄養食事療法 72

　　Ⅰ.栄養食事療法の考え方 72

　　Ⅱ.栄養基準（栄養補給）... 72
　　　①適正エネルギー量と栄養バランスの整え方 72
　　　②腎臓病食品交換表について 74

　　Ⅲ.栄養食事療法の進め方 74

　　Ⅳ.食事計画（献立）の立て方 74
　　　①献立の立て方 74
　　　②献立作成のポイント 75

　　Ⅴ.栄養教育 75

食事計画｜献立例：3日分 76

献立例1（1,800 kcal） ··· 76
　　　献立例2（1,800 kcal） ··· 80
　　　献立例3（1,800 kcal） ··· 84

組合せ料理例　88

　　主食 ··· 88
　　主菜 ··· 89
　　副菜 ··· 93
　　汁 ··· 99
　　デザート・間食 ·· 100

肝臓疾患（慢性肝炎，肝硬変）　103

肝臓疾患の医学　104

Ⅰ.肝臓疾患の概要 ·· 104
　　①急性肝炎とは ·· 104
　　②慢性肝炎とは ·· 104
　　③肝硬変とは ··· 105

Ⅱ.肝臓疾患の検査と診断 ·· 106
　　①急性肝炎 ·· 106
　　②慢性肝炎 ·· 107
　　③肝硬変 ··· 107

Ⅲ.肝臓疾患の治療 ·· 109
　　①急性肝炎の予防と治療 ·· 109
　　②慢性肝炎の治療 ·· 110
　　③肝硬変の治療 ··· 110

栄養食事療法　111

Ⅰ.栄養食事療法の考え方 ·· 111
　　①栄養食事療法の目的 ·· 111
　　②肝疾患の栄養代謝異常と栄養食事療法 ····················· 111

Ⅱ.栄養基準 ··· 113
　　①栄養食事療法の基本方針 ·· 113
　　②栄養基準 ·· 113

Ⅲ.栄養食事療法の進め方 ·· 113
　　①基本的な考え方 ·· 113
　　②合併症別の栄養食事療法 ·· 114

Ⅳ.食事計画（献立）の立て方 ····································· 115
　　①食品構成 ·· 115
　　②献立の立て方 ··· 117
　　③献立作成のポイント ··· 117

Ⅴ. 栄養教育 ……………………………………………………………… 119
　①基本的な栄養教育・指導のポイント …………………………… 119

食事計画｜献立例：3日分 …………………………… 120

　献立例 1-A（2,000kcal）（慢性肝炎，肝硬変：代償期）……………… 120
　献立例 1-B（1,400kcal）（肝硬変：非代償期）………………………… 122
　献立例 2-A（2,000kcal）（慢性肝炎，肝硬変：代償期）……………… 126
　献立例 2-B（1,400kcal）（肝硬変：非代償期）………………………… 128
　献立例 3-A（2,000kcal）（慢性肝炎，肝硬変：代償期）……………… 132
　献立例 3-B（1,400kcal）（肝硬変：非代償期）………………………… 134

組合せ料理例 …………………………………………… 138

　主食 ……………………………………………………………………… 138
　汁 ………………………………………………………………………… 139
　主菜 ……………………………………………………………………… 140
　副菜 ……………………………………………………………………… 142
　夜間食（200kcal）……………………………………………………… 143
　夜間食（100kcal）……………………………………………………… 144

料理さくいん ……………………………………………………………… 146

腎臓疾患（腎炎，腎不全）

腎臓疾患の医学 ……………… 12
医師：田中　明（女子栄養大学）

栄養食事療法 ……………… 24
管理栄養士：金澤良枝（東京家政学院短期大学）

食事計画｜献立例 ……………… 32
管理栄養士：金澤良枝（東京家政学院短期大学）

組合せ料理例 ……………… 52
管理栄養士：金澤良枝（東京家政学院短期大学）

腎臓疾患の医学

Ⅰ．腎臓疾患の概要

❶ 腎臓の構造と働き

1．腎臓の構造（図1）

腎臓は脊柱を挟んで左右に1個ずつあり，右腎は左腎よりやや下方にあります。そらまめ様の形[*1]をしており，外側は被膜が覆い，腎実質は外層の皮質と内層の髄質に分かれます。髄質は腎盂を経て尿管に移行します。

1個の腎臓は約100万個のネフロンという機能単位から構成されています。ネフロンは糸球体とそれを取り囲むボウマン嚢，さらにそれに続く近位尿細管，ヘンレ脚，遠位尿細管，集合管から構成されています。大動脈から分岐した腎動脈はさらに枝分かれして輸入細動脈となります。輸入細動脈に続く毛細血管が複雑に折れ曲がって1つの球状のかたまりになったものが糸球体です。糸球体を形成した後，毛細血管は輸出細動脈となり，尿細管を囲む毛細管網をつくり，その後，腎静脈を経て大静脈に至ります。糸球体とそれを取り囲むボウマン嚢を含めて腎小体といいます。

2．腎臓の働き

腎臓は，尿を生成して老廃物を体外に排泄することにより，体液の量や成分を一定に保つ働き（恒常性の維持）をしています。ネフロンの各部はこの働きを分担しています。

❶ 腎小体の働き

血液成分のうち血球やたんぱく質を除いた老廃物や過剰の水分などが糸球

[*1] 腎臓の大きさ：長径12 cm，横径6 cm，厚さ3 cm，重さ約150 g。

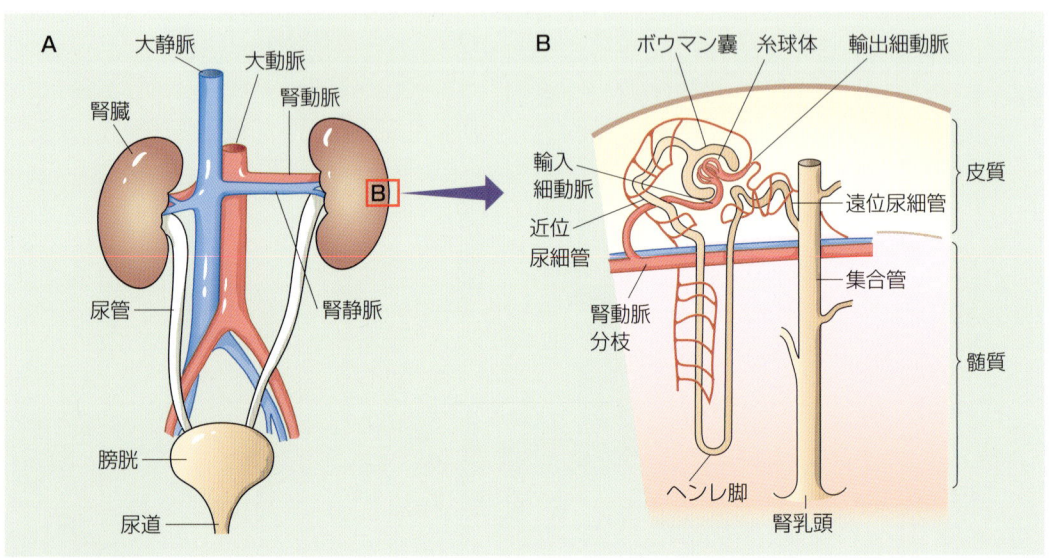

図1　腎の構造

体からボウマン嚢にろ過されます*2。ろ過には一定に保たれた圧力が必要ですが、輸入細動脈や輸出細動脈の収縮、弛緩により調節されています。また、腎小体にはメサンギウム細胞があり、ろ過圧の調節に関与します。

2 尿細管の働き

糸球体からボウマン嚢にろ過されたものを原尿といいます。原尿はそのまま体外に出るのではなく、尿細管でさらに再吸収や分泌が行われます。

近位尿細管では糖、アミノ酸やリン酸、重炭酸、カルシウムなどの電解質が再吸収されます。また、水素イオン（H+）を尿細管に分泌することにより体内のH+を低下させ、アシドーシスを是正します。

ヘンレ脚ではナトリウムが再吸収され、水分は再吸収されないために尿は薄くなります。

遠位尿細管ではナトリウム、カルシウムが再吸収され、カリウムおよび水素イオン（H+）が分泌されます*3。

集合管では抗利尿ホルモンの作用で水分が再吸収されます。原尿の量は約150 l/日ですが、尿細管で100倍に濃縮され最終的に1.5 l/日となります。

3 その他の腎臓の働き

①レニン分泌：レニンは血圧の低下、交感神経の刺激、遠位尿細管を流れるナトリウム濃度の低下などを感知して傍糸球体装置*4から分泌されます。レニンは肝臓および脂肪細胞由来のアンジオテンシノーゲンをアンジオテンシンⅠに変化させます。アンジオテンシンⅠはアンジオテンシン変換酵素によりアンジオテンシンⅡに変化します。アンジオテンシンⅡは副腎皮質に作用してアルドステロンの分泌を促進します。アンジオテンシンⅡおよびアルドステロンは強力な血圧上昇作用を持ちます。血圧の上昇はフィードバックによりレニン分泌を抑制します。この血圧調節システムをレニン・アンジオテンシン・アルドステロン系といいます。

②エリスロポエチン分泌：腎臓を流れる血液の酸素濃度の低下に反応して、エリスロポエチンが腎臓で合成、分泌されます。エリスロポエチンは骨髄の赤血球の増殖、成熟を促進します。腎機能低下時に起こる貧血（腎性貧血）はエリスロポエチン分泌の低下によります。

③ビタミンDの活性化：皮膚で生成されたビタミンD_3は肝臓および腎臓で活性化され、1,25-ジヒドロキシビタミンD_3になります。活性型ビタミンDが腸管からのカルシウム吸収を促進します。腎機能低下ではビタミンDは活性化されず、骨障害（腎性骨異栄養症）を起こします。

❷ 腎臓疾患の症状

1. 浮腫

浮腫とは血管から血液の液体成分が漏出して組織間液が増加した状態をいいます。体重増加や指圧痕を認めます。浮腫を認める場所により、全身浮腫、

---

*2 糸球体毛細血管の血液は内皮細胞、糸球体基底膜、上皮細胞を経てボウマン嚢に約120 ml/分ろ過される。これを糸球体ろ過量（GFR）という。

*3 遠位尿細管では、アルドステロンの作用でナトリウムが再吸収、カリウムが分泌される。

*4 輸入細動脈、輸出細動脈および遠位尿細管で囲まれた部分を傍糸球体装置という。

眼瞼浮腫，手背浮腫，足背浮腫，脳浮腫，肺浮腫などと呼びます。腹水は腹腔，胸水は胸腔の浮腫です。

腎不全では糸球体の障害から腎血流量，糸球体からのナトリウム排泄が低下し，血中ナトリウム，血漿量が増加，動脈圧が上昇して血管外への水分の漏出を起こします。ネフローゼ症候群では大量のたんぱく尿による低たんぱく（アルブミン）血症を生じます。血中のアルブミン濃度（浸透圧）低下を補正するために，血管外に水分が漏出し，浮腫を生じます。

2．高血圧

腎疾患に合併する高血圧を腎性高血圧といいます。糸球体ろ過量低下のために，水分，ナトリウムの排泄が低下し，血漿量が増加する結果，高血圧を生じます。また，腎動脈の狭窄などによる腎血流量の低下がレニン分泌を刺激し，アンジオテンシン，アルドステロンを介して高血圧を生じます。

3．貧血

腎機能低下時に腎性貧血を生じます。正球性正色素性貧血で，血清鉄の低下を認めません。腎からのエリスロポエチン分泌低下が原因で，骨髄の赤血球生成障害を生じます。

❸ 原発性糸球体腎炎

1．急性糸球体腎炎

■ 急性糸球体腎炎とは

溶連菌感染後急性糸球体腎炎が代表です。A群β溶連菌による上気道感染が先行し，1〜3週間の潜伏期間後に血尿，たんぱく尿，浮腫，高血圧，乏尿，腎機能低下を伴い発症します。小児に好発します。溶連菌を抗原として生成される抗体が免疫複合体をつくり糸球体に沈着し発症します。

■ 急性糸球体腎炎の経過と予後

上気道感染後，1〜3週間の潜伏期を経て，乏尿，血尿，高血圧，たんぱく尿の症状で発症します。この状態（乏尿期）が1〜2週間続いた後，糸球体の炎症が回復するに従って利尿がつき，浮腫が軽減，血圧が下降してきます（利尿期）。その後，浮腫，高血圧は消失，尿所見も改善し（回復期），全体として3〜6カ月でほとんどが完全治癒します*5。

予後は小児では良好で90％以上が治癒します。成人では70％程度で，一部はたんぱく尿や血尿が続き，慢性糸球体腎炎に移行する場合もあります。

2．慢性糸球体腎炎

■ 慢性糸球体腎炎とは

急性糸球体腎炎の発症後血尿，たんぱく尿，高血圧が1年以上続いたもの，発症時に明らかな急性糸球体腎炎の症状はないが血尿，たんぱく尿が続くものがあります。原因は不明ですが，免疫学的機序が関与していると考えられます。病理学的所見から，①微小変化型，② IgA腎症，③膜性腎症，④巣

*5 急性の経過をたどる原発性糸球体腎炎には，急性糸球体腎炎のほかに，急性進行性糸球体腎炎がある。本症は血尿，たんぱく尿，貧血が急速に出現し，数週間〜数カ月の経過で腎機能障害が進行して末期腎不全に至り，血液透析を必要とする。

状糸球体硬化症，⑤膜性増殖性糸球体腎炎などの病型がありますが（表1参照），予後，経過も病型により異なります。ここでは最も頻度の高いIgA腎症について説明します。

2 IgA腎症とは

糸球体のメサンギウム細胞にIgAや補体が沈着して発症する腎炎で，メサンギウム増殖を特徴とするメサンギウム増殖性腎炎です。原発性糸球体腎炎の中で最も頻度の高い疾患で，成人糸球体腎炎の30％，小児の20％を占めます。検診などで血尿やたんぱく尿を認めたことから発見される場合が70％近くを占めます。年齢では，15～30歳の若年者が過半数を占めます。

予後は比較的良好で，無症候で一生を送る場合もありますが，20～30％は10～20年の経過で腎不全となり，透析療法が必要となります。

3．ネフローゼ症候群

1 ネフローゼ症候群とは

ネフローゼ症候群は，低たんぱく血症を生じる高度のたんぱく尿と高コレステロール血症，浮腫を示す病態で，多くの原因疾患があります。

2 ネフローゼ症候群の原因疾患（表1）

ネフローゼ症候群の病態を起こす原因疾患には原発性糸球体疾患（1次性）と全身性疾患に続発する2次性疾患があります。1次性が多く，小児の90％以上，成人の80％以上を占めます。原因疾患により予後が異なるため，腎生検により糸球体変化を確認し，原因疾患を診断することが重要です。

1）微小変化型ネフローゼ症候群（リポイドネフローゼ）

ネフローゼ症候群の原因疾患のうち最も高頻度で，1次性ネフローゼ症候群（特に小児）の原因疾患の代表です。高度のたんぱく尿と低たんぱく血症，全身浮腫を認めます。10～20歳代の若年者に多く，組織では微小の変化の

表1　ネフローゼ症候群の原因疾患

1次性ネフローゼ症候群の原因疾患
- 微小変化型　　　　　　：1次性ネフローゼ症候群（特に小児）の代表
- 膜性腎症　　　　　　　：成人のネフローゼ症候群の原因疾患として高頻度
- メサンギウム増殖性糸球体腎炎(IgA腎症)　　：比較的予後良好だが20～30％が腎不全に移行
- 膜性増殖性糸球体腎炎　：治療に抵抗性で予後不良
- 巣状糸球体硬化症　　　：治療に抵抗性で腎不全に移行する場合が多い

2次性ネフローゼ症候群の原因疾患
- 全身性疾患　　：糖尿病腎症，ループス腎炎，紫斑病性腎炎，アミロイドーシスなど
- 薬物，化学物質：水銀，プロベネシド（高尿酸血症治療薬），ブシラミン（抗リウマチ薬）など
- その他　　　　：感染症（B型肝炎，結核など），悪性腫瘍，肝硬変，妊娠高血圧症候群，悪性高血圧など

みしか認めないためこの名前がつきました。90％は副腎皮質ステロイドに反応し，予後は良好ですが，再発を繰り返す例も多く見られます。

2）膜性腎症

どの糸球体にもびまん性に，糸球体毛細血管基底膜の肥厚と免疫複合体の沈着を認めます。成人のネフローゼ症候群の30〜40％を占め高頻度ですが，症状は軽度で浮腫を認めないこともあり，発症に気付かないこともあります。

3）膜性増殖性糸球体腎炎

糸球体の毛細血管基底膜肥厚とメサンギウム細胞増殖を特徴とする腎炎です。成人ネフローゼ症候群の約10％，小児の約8％に認められ，成人では若年者に多く見られます。検査で補体価の低下を認めます。治療に抵抗性で，予後は不良です。

4）巣状糸球体硬化症

糸球体の一部（巣状）に毛細血管の閉鎖（硬化病変）を認めます。治療に抵抗性で急速に進行し，腎不全に至る場合も多く見られます。

5）2次性糸球体腎炎

①糖尿病腎症：糖尿病を原因とする腎障害で，網膜症，神経症とともに糖尿病の三大合併症の1つです。

糖尿病腎症は第1期（腎症前期[*6]），第2期（早期腎症期[*7]），第3期（顕性腎症前期および後期[*8]），第4期（腎不全期[*9]），第5期（透析療法期）に分類され，10年以上の経過でネフローゼ症候群を経て慢性腎不全へと進行します。透析導入例は増加しており，新規透析導入の原因疾患の第1位です。

糖尿病腎症の糸球体組織変化は，1. びまん性硬化病変，2. 結節性硬化病変，3. 侵出性病変が特徴的です。

治療は良好な血糖コントロールが最も重要で，第3期（顕性腎症前期）までは良好な血糖コントロールにより腎症進行の抑制が可能です。高血圧は腎症進行の増悪因子で，高血圧治療は重要です。腎保護作用のあるアンジオテンシン変換酵素阻害薬やアンジオテンシン受容体拮抗薬が有用です。

栄養食事療法は高エネルギー食，低たんぱく症，食塩制限，カリウム制限，水分制限が病期の進展により必要になります。また，病期により日常生活の制限が必要です。詳細は栄養食事療法の解説を参照してください。

②ループス腎炎：膠原病の1疾患である全身性エリテマトーデス（SLE）に伴う糸球体腎炎をループス腎炎といいます。SLEの40〜80％に発症し，若年女性に多く見られます。副腎皮質ステロイドが有効で，10年生存率は75〜85％と予後は良好です。

❹ 腎不全

重篤な腎障害のために体内の恒常性を維持できなくなった病態を腎不全といいます。急性腎不全と慢性腎不全があります。

[*6] 腎症前期は，糸球体の病理的変化をほとんど認めず，尿たんぱくを認めず，GFRは時に高値となる。

[*7] 早期腎症期は，微量アルブミン尿を認める。GFRは時に高値となる。

[*8] 顕性腎症前期は，1g/日未満のたんぱく尿を認め，GFRはほぼ正常である。後期は1g/日以上のたんぱく尿を認め，GFRの低下（60 ml/分以下）を生じる。

[*9] 腎不全期はたんぱく尿は著明でGFR低下，血清クレアチニン，BUN値の上昇を認める。

1. 急性腎不全
1 急性腎不全とは
　数時間～数日という短い経過で腎障害が進行し，腎不全の状態に至ったもので，血液透析の適応になります。慢性腎不全と異なり，適切な治療により回復する場合の多いことが特徴です。

2 急性腎不全の分類と病態（表2）
　腎機能障害を起こす機序により腎前性，腎実質性，腎後性に分類されます。
1）腎前性
　急激な腎血流の低下によって起こります。原因としてショック，大量出血，重症の脱水，心筋梗塞による急性心不全などがあります。早期に輸血・輸液を行うことにより回復可能です。
2）腎実質性
　腎実質の障害によって起こります。原因として，血栓・塞栓による腎動脈の閉塞や血管炎などによる腎血流低下，急性糸球体腎炎・急性進行性腎炎などの糸球体障害，腎毒性物質・ヘモグロビン尿・ミオグロビン尿などによる尿細管壊死・閉塞などがあります。また，薬剤の過敏反応や急性腎盂腎炎は急性間質性腎炎を起こします。
3）腎後性
　尿路結石，腫瘍，前立腺肥大などによる尿路の閉塞によって起こります。

3 急性腎不全の経過
　発症時には尿量の急激な減少と血清BUN，クレアチニン値（p.19，p.20参照）の急上昇，電解質異常，代謝性アシドーシスなどの症状が出現します（乏尿期）。乏尿期が10日ほど続いたあと原因によっては症状が改善してきます。尿量が回復し，時には多尿になることもあります（利尿期）。利尿期

表2　急性腎不全の原因

腎前性	体液量の減少：重症脱水，大量出血など 心拍出量の低下：うっ血性心不全など 末梢血管の拡張：敗血症，ショックなど
腎実質性	血管性：腎動脈閉塞（血栓，塞栓など），血管炎，悪性高血圧など 糸球体性：急性糸球体腎炎，急性進行性糸球体腎炎，全身性エリテマトーデスなど 急性尿細管壊死：腎前性の原因が持続した場合，腎毒性物質（抗生剤，造影剤，麻酔薬，有機溶媒，重金属など），ミオグロビン尿（横紋筋融解症），ヘモグロビン尿（異型輸血），多発性骨髄腫，高尿酸血症など 急性間質性腎炎：薬剤（抗生剤，非ステロイド性抗炎症剤），急性腎盂腎炎など
腎後性	腎尿路系閉塞：結石，腫瘍，前立腺肥大など

の後，腎不全症状が正常化するまでを回復期といいます。

2．慢性腎不全

慢性に経過する腎疾患のために腎機能が徐々に，不可逆的に低下した状態で，長期の透析療法や腎移植の適応となります。

原因疾患は糖尿病性腎症，慢性糸球体腎炎，腎硬化症[*10]，多発性嚢胞腎[*11]，慢性腎盂腎炎[*12]，ループス腎炎などです。

慢性腎不全の原因はネフロンの絶対数の減少で，代償反応により残された正常ネフロンの糸球体ろ過量は増加します。糸球体ろ過量の増加は糸球体高血圧や肥大による糸球体毛細血管の硬化を引き起こし，新たなネフロン喪失につながります。このように代償反応が新たな腎障害を生じ，腎不全を進行させます。高たんぱく食も糸球体ろ過量を増加させ，毛細血管の硬化を引き起こします。

慢性腎不全の増悪因子としては高血圧，高たんぱく食，脂質異常症（高脂血症），感染症，糖尿病などがあげられます。

慢性腎不全は機能面から第1期（腎予備力低下期），第2期（代償期），第3期（非代償期），第4期（尿毒症期）に分類されます（表3）。

また，慢性腎不全の進行に伴い，悪心，嘔吐，食欲不振，下痢などの消化器症状，色素沈着，搔痒感などの皮膚症状，毛細血管の脆弱化，血小板機能低下による出血傾向，知覚異常，痙攣，意識障害などの神経精神症状，易感染性などを認めます。このように腎機能障害の進行によりさまざまな症状を認める病態を尿毒症といいます。

*10 腎硬化症：長期間の持続性高血圧による輸入細動脈の動脈硬化が原因となり糸球体機能障害を起こしてくる疾患である。

*11 多発性嚢胞腎：多くは中年以後に症状が出現する。長期間の経過で，両腎は腫大，皮質部から大小さまざまな嚢胞が多発する。腎実質は萎縮，線維化し腎不全に陥る。遺伝性のものもある。

*12 慢性腎盂腎炎：反復する尿路感染症のほか，糖尿病や妊娠に併発する場合がある。高血圧の合併や糸球体硬化を生じ腎不全に陥ることもある。

表3　慢性腎不全の病期

	糸球体ろ過量（クレアチニン・クリアランス値）	血中クレアチニン，BUN値	症候
第1期 腎予備力低下期	50 ml/分以上	ほぼ正常値	症状はない。体液の恒常性は保たれている
第2期 代償期	30〜50 ml/分	上昇	血中クレアチニン，BUNが上昇，代償機能は不十分
第3期 非代償期	10〜30 ml/分	上昇	体液の恒常性が保てず，血中カリウム上昇，アシドーシスを認める
第4期 尿毒症期	10 ml/分未満	上昇	高カリウム血症，アシドーシスが進行し，生命維持のため透析が必要

Ⅱ. 腎臓疾患の検査と診断

❶ 尿検査

1．たんぱく尿

健常者でも起立，激しい運動，精神感動，発熱時には微量（40〜80 mg/日）のたんぱく尿が排出されます（生理的たんぱく尿）。しかし，持続的に 150 mg/日以上のたんぱく尿を認める場合は病的たんぱく尿です[*13]。

試験紙法は簡便に 10 mg/dl 以上のアルブミン尿を検出できます。ラジオイムノアッセイ（RIA）法は 10 mg/dl 以下の微量アルブミンの定量が可能です。

[*13] たんぱく尿は糸球体の障害による。

2．血尿

尿に赤血球が混じる状態を血尿といいます[*14]。尿を遠心沈殿させ，その沈渣を顕微鏡 400 倍視野（HPF）で観察して 5 個以上の赤血球を認めた場合を異常とします。肉眼で血液混入が確認できる場合を肉眼的血尿，顕微鏡 400 倍視野で確認される血尿を顕微鏡的血尿といいます。試験紙法は赤血球を溶血させ，ヘモグロビンと反応して血尿を検出します。

[*14] 正常でも 1 日に 15〜30 万個の赤血球が尿に排出されている。

3．白血球尿，膿尿

顕微鏡 400 倍視野で 5 個以上の白血球が認められる状態を白血球尿，無数の白血球が認められる場合を膿尿といいます。腎盂腎炎，膀胱炎などの尿路系炎症が疑われます。

4．尿量

健常者は 1 日約 1,500 ml 程度の排尿があります。1 日 100 ml 以下の尿量を無尿，1 日 500 ml 以下の尿量を乏尿，1 日 2,500 ml 以上の尿量を多尿といいます。ヒトの水分の出入りはバランスがとれています[*15]。出が多ければ脱水，入が多ければ浮腫，水中毒を起こします。

[*15] 入としては飲水，代謝水（体内の代謝の結果生成される水分），食品中の水分，出としては尿，不感蒸泄（呼気や皮膚からの水分消失），便中の水分がある。

❷ 血液検査

1．BUN（尿素窒素）

BUN は血中の尿素として測定されますが，クレアチニン，尿酸などと同様にたんぱく質の最終代謝産物です。肝臓でアミノ酸から生成された尿素は血中に入り，腎糸球体でろ過され，一部が再吸収された後，尿中に排泄されます。腎機能障害では糸球体ろ過量が低下して血中の BUN は上昇します。BUN は糸球体ろ過量が正常の 30 ％までの低下では軽度の上昇ですが，30 ％以下になると急速に上昇を認めます。

BUN は食事のたんぱく質摂取が多い場合，発熱，火傷，甲状腺機能亢進症など組織たんぱくの分解が亢進する場合，下痢，嘔吐，利尿剤服用による

脱水で高値となります。また，消化管出血では出血した血液の血清たんぱくやヘモグロビンが尿素生成の原料となり高値となります。BUNは腎機能のみでなく，脱水，食事などの影響を受けやすいという特徴があります。

2．クレアチニン

血中クレアチニンは筋肉由来のクレアチン，クレアチンリン酸から生成され，腎糸球体からろ過された後，尿細管ではほとんど再吸収や分泌されず尿中に排泄されます。したがって，血中クレアチニン値上昇は筋肉量の増加と腎糸球体ろ過量の低下によります。また，クレアチニンクリアランス値[*16]は糸球体ろ過量を示します。血中クレアチニン値は糸球体ろ過量が正常の30％までの低下では軽度の上昇ですが，30％以下になると急速に上昇を認めます。

血中クレアチニン値は比較的安定で，血中BUNは主に食事たんぱく質摂取量を反映しますので，血中BUN/クレアチニン比は食事たんぱく質摂取量調節の目安に使われます[*17]。女性は男性よりも筋肉量が少ないので血中クレアチニン値は実際よりも低めになりますので注意が必要です。また，1/クレアチニン値の低下は腎糸球体ろ過量の低下を示しますので，時間を横軸に取り1/クレアチニン値の変化を直線でプロットすると末期腎不全に至る時期が予測できます。

3．その他の血液検査

腎機能低下では，尿中へのたんぱく漏出による低たんぱく（アルブミン）血症，糸球体ろ過量低下による血中尿酸・リン・カリウム値上昇，腎でのビタミンD活性化障害による腸管からのカルシウム吸収の減少により血中カルシウム値が低下します。

❸ 腎機能検査

1．糸球体ろ過量

前述のようにクレアチニンクリアランスによって測定します。尿中クレアチニン値は24時間蓄尿して測定します。基準値は70～130 ml/分です。

2．腎血漿流量

パラアミノ馬尿酸クリアランスによって測定します。基準値は350～650 ml/分です。

3．フェノールスルホンフタレン（PSP）試験

静注したPSP色素は94％が近位尿細管から排泄されます。PSP静注後15分までに尿に排泄されたPSP色素を測定し，25％以上の排泄を正常とします。PSP試験は近位尿細管の機能をみる検査です。

❹ 急性糸球体腎炎の検査と診断

上気道感染後に血尿，浮腫，たんぱく尿，高血圧，乏尿などの症状が出現

[*16] クレアチニンクリアランス値は，（尿中クレアチニン値×尿量／血清クレアチニン値）×1.48／体表面積で求められる。

[*17] 血中BUN/クレアチニン比は，比を10前後に保つようにし，上昇はたんぱく質摂取過剰を示す。

します。また，溶連菌感染後急性糸球体腎炎では扁桃腺，咽頭より A 群 β 溶連菌が培養検出されます。

検査では，A 群 β 溶連菌に対する抗体を示す抗ストレプトリジン O（ASO），抗ストレプトキナーゼ（ASK）の増加，血清補体値（CH50，C3）の低下を認めます。腎機能低下により血清 BUN，クレアチニン値が上昇します。

❺ 慢性糸球体腎炎（IgA 腎症）の検査と診断

血尿は持続性で，反復的に肉眼的血尿を認めます。20～30％は徐々にたんぱく尿，高血圧を伴い，腎機能低下を認めます。50％に血中 Ig A 高値を認めます。腎生検でメサンギウム細胞の増殖とメサンギウム細胞の Ig A の沈着を確認することで診断されます。

❻ ネフローゼ症候群の診断基準

①3.5 g/日以上を持続するたんぱく尿，②血清たんぱく 6.0 g/dl，血清アルブミン 3.0 g/ml 以下の低たんぱく・低アルブミン血症，③血清コレステロール 250 mg/dl 以上の脂質異常症（高脂血症），④浮腫のうち，①たんぱく尿と②低たんぱく（アルブミン）血症は必須条件ですが，③，④は必須条件ではありません。

❼ 急性腎不全の検査と診断

発症時から尿量が減少し，血清クレアチニン，BUN，尿酸値が上昇します。尿中への排泄低下により血清カリウム・リン値は上昇します。体内水分貯留により血液が希釈されるため低ナトリウム血症，腎によるビタミン D 活性化障害などにより低カルシウム血症となります。高カリウム血症は心停止に至る不整脈を起こします。

水素イオン（H+）の尿への排泄障害により代謝性アシドーシスとなります。

体内水分貯留により浮腫，肺水腫，高血圧を起こします。また，エリスロポエチン分泌低下により腎性貧血を生じます。

❽ 慢性腎不全の検査と診断

1．血清 BUN，クレアチニン，尿酸値の増加

糸球体ろ過量の低下による排泄障害が原因です。クレアチニンクリアランスは糸球体ろ過量の代用として用いられます。

2．電解質異常

低ナトリウム血症になりますが，多くは腎不全末期まで正常に保たれます。

高カリウム血症になります。糸球体ろ過量の低下による排泄障害が原因ですが，尿細管での分泌により代償されます。また，アシドーシスになると細胞内カリウムが血中に移動して高カリウム血症を増悪させます。

高リン血症，低カルシウム血症になります。糸球体ろ過量の低下による排泄障害が高リン血症を起こします。高リン血症はリン酸カルシウムの組織沈着を生じ低カルシウム血症を引き起こします。また，腎機能低下による活性型ビタミンD産生低下は腸管でのカルシウム吸収を低下させ，低カルシウム血症を引き起こします。

3．代謝性アシドーシス

糸球体ろ過量の低下による酸（水素イオン：H+）の排泄障害が原因です。

4．骨代謝障害

腎機能障害によって生じる低カルシウム血症は2次性の副甲状腺機能亢進症を起こします。副甲状腺ホルモンの増加は骨から血中へのカルシウム，リンの溶出を促進し，骨軟化症，骨粗鬆症，リン酸カルシウムの組織沈着を引き起こします[*18]。

*18 これらの骨代謝異常は腎性骨異栄養症と呼ばれる。

5．心血管系の異常

尿量の減少による循環血漿量の増加はうっ血性心不全，肺水腫，全身性浮腫を起こします。レニン・アンジオテンシン・アルドステロン系の活性化により高血圧も生じます。

6．正球性正色素性貧血

腎機能障害によるエリスロポエチン分泌低下は骨髄の赤血球生成の障害により正球性正色素性貧血を起こします。エリスロポエチン分泌低下は糸球体ろ過量が正常の30％以下になると起こります。

Ⅲ．腎臓疾患の治療

❶ 急性糸球体腎炎の治療

予後は良好ですので，安静臥床と栄養食事療法が中心になります。栄養食事療法は水分と食塩の厳重な制限と高エネルギー，低たんぱく食です。薬物療法では，浮腫，乏尿に対しては利尿薬，高血圧には降圧薬を投与します。

❷ 慢性糸球体腎炎（IgA腎症）の治療

腎機能が50％以上に保たれている時は特別な栄養食事療法は行いません。7g/日程度の食塩制限とたんぱく質は食事摂取基準量を摂取します。腎機能が50％以下に低下した場合には安静などの生活指導と慢性腎不全の栄養食事療法（栄養食事療法の項を参照）を行います。

腎機能障害が軽度の場合には抗血小板薬，副腎皮質ステロイド薬を使用します。高血圧には腎機能保護作用のあるアンジオテンシン変換酵素阻害薬やアンジオテンシン受容体拮抗薬を使用します。

❸ ネフローゼ症候群の治療

1．栄養食事療法

高エネルギー，食塩制限とします。たんぱく質摂取は微小変化型ネフローゼ症候群では健常者と同じ，腎機能低下例では低たんぱく食とします。高コレステロール血症に対してはコレステロール 300 mg/日制限，脂質エネルギー比 25 〜 30 ％とします。詳細は栄養食事療法の解説を参照してください。

2．薬物療法

副腎皮質ステロイドは微小変化型では非常に有効です。膜性腎症では40 ％程度の有効率ですが，膜性増殖性糸球体腎炎や巣状糸球体硬化症では抵抗性です。副腎皮質ステロイドに抵抗性の場合は免疫抑制剤を使用します。

ネフローゼ症候群では血栓形成傾向が強いため，抗凝固・抗血小板薬を使用します。また，高コレステロール血症にはコレステロール低下薬，高血圧には腎保護作用のあるアンジオテンシン変換酵素阻害薬，アンジオテンシン受容体拮抗薬，浮腫には利尿薬を用います。

❹ 急性腎不全の治療

原因の除去が重要です。腎前性では適切な輸血，輸液により腎血流量を確保します。腎後性では尿路の閉塞を解除します。薬剤性の場合は原因薬剤を中止します。利尿薬などが使用されますが，高カリウム血症，アシドーシス，血清 BUN，クレアチニン値の急激な上昇などを認める場合には透析療法を行います。

❺ 慢性腎不全の治療

1．栄養食事療法

たんぱく質制限，高エネルギー食，カルシウム補給を行います。また，食塩，カリウム，リン，水分摂取の制限をします。詳細は栄養食事療法の項を参照してください。

2．薬物療法

高血圧に対しては腎保護作用のあるアンジオテンシン変換酵素阻害薬，アンジオテンシン受容体拮抗薬を用います。浮腫には利尿薬，アシドーシスには炭酸水素ナトリウム，高カリウム血症にはイオン交換樹脂，低カルシウム血症には活性型ビタミン D，沈降炭酸カルシウム，高リン血症には沈降炭酸カルシウム，貧血にはエリスロポエチン，脂質異常症（高脂血症）には抗高脂血症薬を投与します。

3．透析療法

上記 1，2 のような保存的療法では体内の恒常性を維持できなくなった場合には透析療法が用いられます。

栄養食事療法

Ⅰ. 栄養食事療法の考え方

　腎疾患に対する栄養食事療法は，治療の1つとして重要な役割を果たしています。腎疾患の栄養食事療法の目的は，疾患による諸症状や腎機能に対して適切な栄養素を摂取することにより，①腎機能低下の進行を抑制する，②終末代謝産物の産生を抑制する，③水・電解質の摂取を調整して，生体内部の恒常性を維持する，④栄養状態の改善・維持，体力を保持することです。

　その基本的な考え方は，①食塩摂取量を控える，②たんぱく質摂取量を控える，③エネルギーは適正量を十分に摂取することです。さらに，カリウム，リンなどの栄養素に対する配慮も必要です。

　栄養食事療法は，食塩やたんぱく質を控えることで，摂取エネルギー量が不足とならないように，炭水化物と脂質をエネルギー源として適正に摂取することが基本となります。しかし，その内容は腎疾患の病期，病態，対象者の体格，年齢，身体活動レベルによって異なります。

Ⅱ. 栄養基準

　日本腎臓学会より慢性腎臓病に対する「食事療法基準2007年版」が示されており，これに基づき食事内容が決定されます（表4）。このガイドラインでは慢性糸球体腎炎，糖尿病腎症，腎硬化症，多発性嚢胞腎などすべての慢性腎臓病を対象とし，糸球体ろ過量による病期ごとに示されています。

❶ 適正エネルギー量と栄養バランスの整え方

1．エネルギー
　炭水化物や脂質から十分確保します。

2．たんぱく質
　たんぱく質は量の制限があるため，アミノ酸価[*1]の高い動物性たんぱく質を主体とします。1日の食事で，アミノ酸スコア100を目指すためには，たんぱく質指示量の60％を動物性たんぱく質で摂取するようにします。

3．脂質
　動脈硬化性疾患予防の観点より，脂質のエネルギー比率は20～25％とします。「日本人の食事摂取基準」では，飽和脂肪酸のエネルギー比率を4.5～7.0％未満とし，n-6系多価不飽和脂肪酸（リノール酸，アラキドン酸など）のエネルギー比率は10％未満，n-3系多価不飽和脂肪酸（$α$-リノレン酸，エイコサペンタエン酸，ドコサヘキサエン酸など）の摂取量は，50～69歳男性で2.9 g/日以上，同女性で2.5 g/日以上とすることが提唱されてい

[*1] 食事のたんぱく質栄養価を示す指標の1つでアミノ酸評点パターンと比較して求める。

表4 成人の慢性腎臓病（CKD）に対する栄養食事療法基準

ステージ（病期）	エネルギー（kcal/kg/日）	たんぱく質（g/kg/日）	食塩（g/日）	カリウム（mg/日）
ステージ1（GFR≧90）				
尿たんぱく量 0.5g/日未満（注2）	27～39（注1）	ad lib	10未満（注3）	
尿たんぱく量 0.5g/日以上	27～39（注1）	0.8～1.0	6未満	
ステージ2（GFR60～89）				
尿たんぱく量 0.5g/日未満（注2）	27～39（注1）	ad lib	10未満（注3）	
尿たんぱく量 0.5g/日以上	27～39（注1）	0.8～1.0	6未満	
ステージ3（GFR30～59）				
尿たんぱく量 0.5g/日未満（注2）	27～39（注1）	0.8～1.0	3以上6未満	2,000以下
尿たんぱく量 0.5g/日以上	27～39（注1）	0.6～0.8	3以上6未満	2,000以下
ステージ4（GFR15～29）	27～39（注1）	0.6～0.8	3以上6未満	1,500以下
ステージ5（GFR<15）	27～39（注1）	0.6～0.8（注4）	3以上6未満	1,500以下
ステージ5D（透析療法中）	別に示されている			

kg：身長（m）²×22として算出した標準体重
GFR：糸球体ろ過量（ml/分/1.73m²）
ad lib：任意

注1）厚生労働省策定の「日本人の食事摂取基準（2005年版）」と同一とする。性別，年齢，身体活動レベルにより推定エネルギー必要量は異なる（別表に示すとおり）。
注2）蓄尿ができない場合は，随時尿での尿たんぱく/クレアチン比0.5。
注3）高血圧の場合は6未満。
注4）0.5g/kg/日以下の超低たんぱく食が透析導入遅延に有効との報告もある。

別表　年齢，性別，身体活動レベル別にみた推定エネルギー必要量　　　（標準体重あたり）

	男性		女性	
	身体活動レベル		身体活動レベル	
	Ⅰ	Ⅱ	Ⅰ	Ⅱ
70以上（歳）	28	32	27	31
50～69（歳）	32	37	31	36
30～49（歳）	33	39	32	38
18～29（歳）	36	42	35	41

注1）推定エネルギー必要量＝標準体重×表中に示す体重あたりエネルギー
　　　標準体重は，身長（m）²×22として算出。
注2）身体活動レベル
　　Ⅰ（低い）：生活の大部分が座位で，静的な活動が中心の場合
　　　　　　　基礎代謝量×1.5
　　Ⅱ（普通）：座位中心の仕事だが，職場内での移動や立位での作業・接客など，あるいは通勤・買い物・家事，軽いスポーツなどのいずれかを含む場合
　　　　　　　基礎代謝量×1.75
　　参考）平均年齢39±10歳の健常者139人の身体活動レベルは基礎代謝量×1.75±0.22であったとされている。大部分の慢性腎臓病の者や高齢者での身体活動レベルはⅠ（基礎代謝量×1.5）と考えてよいであろう。
注3）肥満解消を目指す場合にはこれより少なく，るい痩・低栄養の改善を目指す場合にはこれより多くする必要がある。摂取エネルギーの処方にあたっては，体重変化を観察しながら適正量となっているかを経時的に評価しつつ調整を加える。
注4）脂質摂取のエネルギー比率は，20～25％とする。
注5）糖尿病腎症に関しては別途検討中。

ますが，腎疾患の栄養食事管理においても同様に考えます。低たんぱく質食では，たんぱく質（特に肉類）からの飽和脂肪酸量は制限されるので，バターなどの動物性油脂類を多量摂取しなければ，飽和脂肪酸が過剰になることはほとんどありません。むしろ，n-3系多価不飽和脂肪酸の摂取量が少なくなりやすいので，n-3系多価不飽和脂肪酸を含む魚類を意識して摂取するようにします。

4．炭水化物

炭水化物は，ブドウ糖，果糖，ショ糖などの単糖類や二糖類は制限して，多糖類（でんぷん類など）で摂取することを推奨します。

5．食塩

1日の食塩摂取量は，調味料に含まれる食塩量のみではありません。食品（自然食品，加工食品）に含まれるすべてのナトリウム（Na）量もあわせて考えます。摂取した食事の総Na量を算出し，食塩相当量に換算します。

食塩相当量(g)＝(Na(mg)×2.54)÷1000

2.54≒NaClの式量／Naの原子量＝(23＋35.5)／23

6．カリウム

カリウムは油や砂糖（黒砂糖を除く）以外のほとんどの食品に含まれています。カリウムは水に溶けやすいため，野菜やいも類ではゆでこぼして，水洗いすることで約2〜3割程度減少します。

7．水分

水分は，病態によっては制限する場合があります。通常，食塩の制限が守られていれば，水分が過剰となることはありません。

8．リン

腎機能悪化，カルシウム代謝異常の原因になるので必要に応じて制限します。精製された砂糖，植物油にはリンは含有されていませんが，ほかのほとんどの食品にはリンが含まれています。特に，リンはたんぱく質食品に多く，たんぱく質を多く含む食品を制限することがポイントになります。

III．栄養食事療法の進め方

❶ 病態ごとの基本的な考え方

急性糸球体腎炎では，極期には厳重な腎庇護食が基本となります。腎機能の低下や高窒素血症に対してたんぱく質制限を行い，回復とともに制限を緩和します。体たんぱく異化作用の亢進を抑えるために，エネルギーは適正量を確保します。乏尿期[*2]では，浮腫・高血圧には食塩・水分制限，高カリウム血症にはカリウム制限を行います。慢性糸球体腎炎は，病期・病態によ

[*2] 1日の尿量が500ml以下をいう。

り異なりますが，たんぱく質・食塩制限と十分なエネルギー摂取が原則です。

　急性腎不全では，原因により症状が異なり病態も刻々と変化するため，栄養食事療法もそれに合わせて柔軟に対応します。急性期ではTPN（高カロリー輸液）管理が必要なことも多々あります。原則としてたんぱく質を厳しく制限し，炭水化物と脂質をエネルギー源の主体としますが，敗血症や熱傷ではたんぱく質を増量することもあります。食塩，水分は乏尿期では制限しますが，利尿期では，脱水や低塩症候群に注意が必要です。慢性腎不全では，たんぱく質・食塩制限，適正なエネルギー摂取が原則です。栄養食事療法は長期化するため，たんぱく質の制限と十分なエネルギー量の確保のバランスが重要になります。

　ネフローゼ症候群を合併する場合は，各ステージの尿たんぱく量0.5g以上の食事内容となります。浮腫に対しては食塩制限を厳しく行います。

❷ 腎臓病食品交換表の使用

　腎臓病食品交換表は，栄養食事療法の複雑な条件のもとでも，腎臓病食の特徴を生かし治療の目的にそった食事ができるように工夫されたものです。腎臓病食品交換表（次頁表5参照）は，食品をたんぱく質を含む食品グループ（腎臓病食品交換表の表1～4），たんぱく質を含まないでエネルギー源となる食品グループ（腎臓病食品交換表の表5,6）に分類し，たんぱく質3gを1単位として表現しています。1単位の平均エネルギーは表1，表2が150kcal，表3が50kcal，表4が30kcalとなっていますが，誤差が大きい食品もあります。表5，6の食品は，100kcalあたりの食品重量で示されていますが，多少たんぱく質を含む食品もあります。別表は1～5に，さらに治療用特殊食品と分かれています。腎臓病食品交換表は，おおまかにたんぱく質量を把握するには便利ですが，たんぱく質40g以下のような食事管理をするには煩雑になってしまう点もあります。

❸ 食品成分表の使用

　腎疾患の栄養食事管理は，食塩やたんぱく質，エネルギー量，さらには，カリウム，リンといったように多くの栄養素に対する配慮が必要になります。また，治療用特殊食品や市販加工食品類などを利用することもありますので，栄養成分で計算を行うことが便利で簡単です。正確な栄養食事管理を行うには，食品成分表を使用していくことが近道になります。

❹ 1日の食事目安の提示

　食品成分表や食品交換表を使用しないで，個々の食事内容から1日の食事内容を把握し，各人のできる範囲で摂取内容，食品構成例[*3]を決めていきます。おおまかな把握となりますが，栄養食事療法導入の目安となり栄養指

＊3 主食量や副食量などおおまかな食品構成を個々の食生活に合わせて組み立てる。

導の回数を重ねながら，食品成分表の利用へ移行することも可能です。

❺ 治療用特殊食品の利用

腎疾患の栄養食事管理で，たんぱく質摂取量を控え，アミノ酸スコアの高い食事内容とするためには，治療用特殊食品の使用が必須です。特に，主食類を治療用特殊食品に換え，主食の分のたんぱく質量を副食（主菜や副菜と

表5　腎臓病の食品交換表

		食品分類			単位	たんぱく質	1単位の平均エネルギー
Ⅰ たんぱく質を含む食品	表1	主食	ごはん パン・めん	ごはん・粉 パン・めん その他	1単位	3g	150kcal
	表2	副食・ デザート	果実 種実 いも	果実 種実 いも	1単位	3g	150kcal
	表3	副食・ 付け合わせ	野菜	野菜	1単位	3g	50kcal
	表4	メインとなる 副食	魚介 肉 卵 豆とその製品 乳とその製品	魚 水産練り製品 貝 いか・たこ・えび・かにほか 獣鳥肉 卵 豆・豆製品 乳・乳製品	1単位	3g	30kcal
Ⅱ たんぱく質を含まない食品	表5	エネルギー源 となる食品	砂糖 甘味品 ジャム ジュース でんぷん	砂糖 甘味品 ジャム ジュース 嗜好飲料 でんぷん	ー	ー	不足エネルギーを補う
	表6	エネルギー源 となる食品	油脂	油・その他	ー	ー	
別表1〜5			別表1　きのこ・海藻・こんにゃく 別表2　嗜好飲料＜アルコール飲料＞＜茶・コーヒーほか＞ 別表3　菓子 別表4　調味料 別表5　調味加工食品				
治療用特殊食品			エネルギー調整用食品 たんぱく質調整用食品 食塩調整用食品 リン調整用食品				

抜粋　第7版腎臓病食品交換表補訂　医歯薬出版

なるおかず）の卵や肉・魚介類に回すことにより，献立内容が充実して必要なエネルギー量の摂取も容易となり，アミノ酸スコアの高い食事にすることができます。治療用特殊食品は，現在までに多数開発され市販されています。食品の種類としては，エネルギー不足を補うことを目的とした「エネルギー調整用食品」，主食のたんぱく質含有量を減らすことを目的とした「たんぱく質調整用食品」，「食塩調整用食品」，「リン調整用食品」があります。

Ⅳ. 食事計画（献立）の立て方

❶ 献立の立て方

　慢性腎臓病のステージ3以降の栄養食事療法では1日のたんぱく質量が，40g，30gというように通常の食事の約1/2となります。たんぱく質量を朝食，昼食，夕食の3食に分けると1食約10〜13g程度が目安となります。たんぱく質量を1食12gで考える場合，通常のごはん180gからのたんぱく質量は4.5gで，野菜や調味料のたんぱく質量を差し引くと，魚，肉，卵などのたんぱく質食品のたんぱく質量は5〜6g程度となります。この量は卵なら1個，魚や肉では30gにあたります。治療用特殊食品の米飯あるいはでんぷん米を使用すると，約4gのたんぱく質量をおかずに回すことができます。食事としての満足度や効率のよい栄養摂取（特にアミノ酸スコア）の観点から，主食はできる限り治療用特殊食品の利用が好ましいといえます。

　また，たんぱく質食品を1食に重点的に使用しても構いません。昼食分の主菜のたんぱく質を抑えて，その分を夕食に追加することもできます。1日のたんぱく質指示量を守れば，1日の献立の中で肉や魚，卵を自由に摂取することが可能です。

❷ 献立作成のポイント

　1 1日のたんぱく質，エネルギー指示量を3食に配分して，1食の目安となる栄養量を決めます。
　2 主食を決めます。
　3 主菜の食材（動物性たんぱく質が好ましく，加工食品は避けます），料理方法，副菜を決めます。
　4 野菜類は1日あたり300g程度を目安にします。
　5 果物は1日あたり150〜200g程度を目安にします。
　6 食塩量は6g未満となるように調味料を調整します。
　7 エネルギーが不足する場合は，間食，補食を入れます。
　8 脂質エネルギー比率は，25％を超えないようにします。

V. 栄養教育

慢性腎臓病では，透析導入まで症状が出にくく，病気の認識が軽い場合もあります。臨床検査データを参考に，継続した繰り返しの栄養相談・栄養指導が必要です。

たんぱく質や食塩・カリウムの制限，エネルギーの補給が栄養相談の主体となります。24時間蓄尿によるたんぱく質摂取量や食塩摂取量の推定[*4]と実際の食事調査の内容を評価し，対象者のコンプライアンスの程度を考慮し栄養相談を進めていきます。

1 低たんぱく質食では，治療用特殊食品の使用が不可欠であり，いかに上手にこれらを主食や間食に利用し，良質たんぱく質を確保するかがポイントになります。

2 腎疾患の食事管理で汁物，めん類，漬物類などを献立に入れると食塩管理はかなり難しくなります。日本人の食塩摂取の内訳は，調味料からが最も多く約60％を占め，次いで加工食品が約40％です。調味料に含まれる食塩量（表6），加工食品に含まれる食塩量（表7）に注意します。また，減塩の工夫（表8）や，外食をする際の注意点（表9）を指示します。

3 エネルギー不足が疑われる場合は，対象者や調理担当者に食事内容を記載してもらい定期的にエネルギー量のモニタリングを行います。3食の食事をきちんと摂取することはもちろんですが，100 kcal程度の飲み物やゼリーなど間食や補食でエネルギーを補うようにします。

4 低たんぱく食による栄養食事療法では，たんぱく質が正しく制限されていれば血清カリウム値もコントロールされることがほとんどです。血清カリウム値の管理レベルは，6.0-6.4 mEq/lでは注意，6.5 mEq/l以上では危険として栄養指導を行います。血清カリウムが高値の場合は，日常の食事内容を聴取し，問題点を探し食事摂取方法や食品選択方法について話します。薬剤（ACE阻害薬，アンジオテンシンⅡ受容体拮抗薬）の処方により血清カリウムが高値となることもあります。低たんぱく食では，カルシウム摂取量は不足します。血清カルシウムが低値であれば薬剤が処方されます。

5 腎疾患の自己管理のためには，食品計量用のはかりや計量スプーン，食品成分表や腎臓病食品交換表，計算機，体重計，血圧計，蓄尿セット，歩数計などを購入してもらい，使用方法を含め説明し，セルフモニタリングを促します。さらに栄養食事療法を成功させるには，家族や同居者の理解と協力は欠かせません。栄養相談は，本人，家族，同居者とともに実施します。

[*4] たんぱく質摂取量の推定
｛(体重kg×0.031)＋尿中尿素窒素排泄量(g/日)｝×6.25
食塩摂取量の推定
尿中Na(mEq/日)÷17

※ mEq：メック（ミリイクイバレント）1l中の分子量の濃度

表6　調味料に含まれる食塩量

調味料	食塩1gに相当する重量(g)	食塩1gに相当する概量
食塩	1	小さじ1/6
減塩5%しょうゆ	20	大さじ1強
こいくちしょうゆ	7	小さじ1強
うすくちしょうゆ	6	小さじ1
甘みそ	16	大さじ1弱
減塩みそ	20	大さじ1強
淡色辛みそ	8	小さじ1 1/3
トマトケチャップ	30	大さじ2
オイスターソース	9	小さじ2弱
濃厚(とんかつ)ソース	18	大さじ1
中濃ソース	17	大さじ1弱
ウスターソース	12	小さじ2
フレンチドレッシング	33	大さじ2と小さじ1/2強
サウザンアイランドドレッシング	28	大さじ2弱
マヨネーズ(全卵型)	56	大さじ4 1/2強

参考　第7版腎臓病食品交換表補訂　医歯薬出版

表7　加工食品に含まれる食塩量

食品名	目安量	(g)	食塩量(g)
パン	6枚切1枚	60	0.8
たらこ	親指大	20	0.9
あじの干物	中1枚	60	1.2
めざし	中2尾	40	1.4
しらす干し	大さじ1杯	10	0.4
かまぼこ	1.5cm厚2切	40	1.0
はんぺん	中1枚	80	1.2
さつま揚げ	小判型1枚	30	0.6
焼き竹輪	半分	40	0.8
ウインナー	1本	20	0.4
ロースハム	1枚	20	0.5
ボンレスハム	1枚	20	0.6
ベーコン	1枚	20	0.4
プロセスチーズ	スライスチーズ	18	0.5
プロセスチーズ	3角チーズ	25	0.7
マーガリン	小さじ2杯	10	0.1

五訂増補日本食品標準成分表より

表8　減塩の工夫

1. 調味料は計量スプーンで計る。
2. 調理の際，塩，しょうゆ，みそなどは極力制限する。
3. しょうゆやソースをかけて食べるときは，小皿に一定量を計量しておいてつけながら食べる。
4. 漬物，佃煮，梅干し，汁物は避ける。食べるなら食塩使用量が分かる一夜漬にする。汁物は実を多く，うす味にする。
5. 味付けごはん，丼物は控える。
6. めん類，鍋物は食塩過剰摂取につながるので注意する。
7. 煮物はうす味にする。そのためには，砂糖，みりんなど糖類の調味料も使い過ぎないようにする。
8. 揚げ物，炒め物を多用する。
9. 酸味（酢，レモン，ゆずなど）や香辛料（わさび，からし，七味とうがらし，マスタードなど），香味野菜（しそ，みょうが，パセリなど）を上手に利用する。
10. 加工食品（ソーセージ，ハム，ベーコン，かまぼこ，干物）はできるだけ避ける。
11. 鮮度のよい材料や品質のよい材料を使用する。
12. 減塩調味料類，減塩食品を上手に使用する。
13. 献立は食塩を1食のうち1品に重点的に使用し，食事全体の味がぼやけないようにする。

表9　外食の注意点

1. 漬物，汁物を残す。
2. 一品料理（かつ丼，天丼など）やめん類より，定食類（かつ定食，天ぷら定食など）を選ぶ。
   …… 定食類ならば，自分で塩分を減らす（調整する）ことが可能である。一品料理の場合，すでに味付けされているので，塩分を減らすことは困難である。
3. 注文するときに塩分を控えるように頼む。
4. 外食の前後は家庭での食事は徹底的に減塩（無塩）にする。
5. 全量摂取せず，残す気持ちを持つ。

食事計画｜献立例 1

1,800 kcal　たんぱく質 40 g

治療用特殊食品を使用しない献立例

朝

献立	1人分材料・分量（目安量）	作り方
ごはん（主食）	ごはん 180 g	
肉じゃが（主菜）	牛肉（もも・脂身つき）20 g たまねぎ 40 g じゃがいも 50 g にんじん 10 g さやいんげん 5 g しらたき 50 g A｛だし汁 150 g／砂糖 3 g／みりん 2 g｝ しょうゆ 5 g 油 3 g	①たまねぎはくし形，じゃがいも，にんじんは乱切りにする。 ②さやいんげんは沸騰した湯でゆで，ざるにあけて2～3cmの長さに切る。しらたきは沸騰した湯でゆで，食べやすい長さに切る。 ③牛もも肉は，食べやすい大きさに切る。 ④鍋に油を入れて熱し，牛肉を強火で炒め，たまねぎ，じゃがいも，にんじんを加え炒め，Aを入れて中火で煮る。 ⑤じゃがいもに串が通るようになったら，②としょうゆを加え味を含め火を止める。
きんぴらごぼう（副菜）	ごぼう 40 g にんじん 15 g A｛しょうゆ 4 g／砂糖 1.5 g／だし汁 5 g｝ いりごま 2 g 油 3 g　赤とうがらし（少々）	①ごぼうとにんじんは3～4cm長さのせん切りにする。 ②鍋に油を熱してごぼうとにんじんを強火で炒め，Aを加えて中火にし，汁気がなくなるまでいりつけながら煮る。 ③②を器に盛り，上にいりごまと好みでとうがらしを散らす。
チンゲンサイのわさび酢和え（副菜）	チンゲンサイ 40 g はるさめ 8 g A｛うすくちしょうゆ 3 g／酢 10 g／わさび（少々）｝	①はるさめは熱湯につけて戻し，水気をきって食べやすい長さに切る。 ②チンゲンサイはゆで，水にとり食べやすい大きさの斜め切りにする。 ③ボウルにAを入れてよく混ぜ，①と②を入れて和える。

昼

献立	1人分材料・分量（目安量）	作り方
トースト（主食）	食パン 60 g いちごジャム 15 g	
スクランブルエッグ（主菜）	卵 40 g 塩 0.3 g こしょう（少々） 無塩バター 5 g ケチャップ 5 g アスパラガス 30 g ミニトマト 30 g マヨネーズ 5 g	①アスパラガスは沸騰した湯でゆで，水気をきって3cmの長さに切っておく。 ②ボウルに卵を入れて溶きほぐし，塩とこしょうを加えて混ぜる。 ③フライパンにバターを入れて弱火で溶かし，中火にして②を流し入れ，大きくかき混ぜながら火を通し，半熟状になったら皿に盛る。 ④③のスクランブルエッグの上にケチャップをかけ，①とミニトマト，マヨネーズを付け合わせる。
ワインゼリー（デザート）	赤ワイン 40 g 寒天 2 g 水 70 g 砂糖 10 g ホイップクリーム 5 g	①寒天は水で戻し水気をしぼって細かくちぎり，鍋に水70 gを入れ中火で煮溶かし砂糖7 gを入れる。 ②氷水で冷やしたワインを加えゼリー型に入れる。 ③ホイップクリームを泡立て砂糖3 gを加える。 ④ワインゼリーを器に入れ③を飾る。
紅茶（飲み物）	紅茶 150 g 砂糖 3 g	

腎臓疾患

献立	1人分材料・分量（目安量）	作り方
夕 ごはん 主食	ごはん 200 g	
ぶりの照り焼き 主菜	ぶり 30 g A { しょうゆ 5 g 　 みりん 5 g 　 しょうが汁（少々） 油 3 g ししとう 10 g 油 2 g	① ぶりをバットなど平らな容器に入れ，Aをからめて30分ほどおく。フライパンに油3gを入れて熱し，ぶりを入れ（漬汁はとっておく），中火で両面を焼きつける。ほどよい焼き色がついたらふたをして火を弱め，蒸し焼きにして，中まで火を通す。 ② 漬汁を回し入れ，からめて火を止める。 ③ 付け合わせのししとうは竹串でつついて，数カ所に穴を開ける。 ④ 油2gを入れて熱し，③を中火で手早く炒め盛り合わせる。
ひじきのいり煮 副菜	ひじき 3 g 油揚げ 5 g にんじん 20 g A { だし汁 50 g 　 砂糖 2 g 　 酒 5 g 　 塩 0.2 g 油 3 g	① ひじきは水につけて戻し，ざるに上げて水気をきる。 ② 油揚げは熱湯を回しかけて油抜きをし，細切りにする。 ③ にんじんは2～3cm長さの細切りにする。 ④ 鍋に油を入れて熱し，①と②，③を入れて強火でにんじんがしんなりするまで炒める。 ⑤ ④にAを加え，弱火で汁気がなくなるまで煮る。
はくさいの甘酢漬 副菜	はくさい 70 g ゆずの皮（少々） A { 酢 12 g 　 塩 0.5 g 　 砂糖 6 g	① はくさいは茎の部分は2cm角に切り，葉はざく切りにする。 ② ゆずの皮はせん切りにする。 ③ ボウルにAを入れ混ぜ，①と②を入れる。
フルーツカクテル デザート	オレンジ 50 g りんご 30 g パインアップル（缶詰）20 g A { 白ワイン 20 g 　 サイダー 50 g 　 砂糖 3 g	① オレンジ，りんご，パインは食べやすい大きさに切り器に盛る。 ② Aを混ぜ合わせ①に入れる。

献立	1人分材料・分量（目安量）	作り方
間食 シャーベット	シャーベット 70 g	

献立例1の腎臓病食品交換表の単位数および1日の栄養量

	表1	表2	表3	表4	表5	表6	別表	特殊	合計	E(kcal)	P(g)	F(g)	食塩(g)
朝	1.5	0.4	0.4	1.0			0.3		3.6	584	12.3	11.9	2.0
昼	2.0		0.4	1.6			0.1		4.1	453	12.3	16.6	1.5
夕	1.7	0.2	0.3	2.3			0.2		4.7	688	14.8	15.8	1.6
間食					(0.2)				0.2	89	0.6	0.7	0.0
合計	5.2	0.6	1.1	4.9	0.2		0.6		12.6	1,813	40.0	44.9	5.2

P：F：C
% P 8.8　F 22.3　C 68.9

食事計画献立例1

食事計画 ｜ 献立例 1

1,800 kcal
たんぱく質 40 g

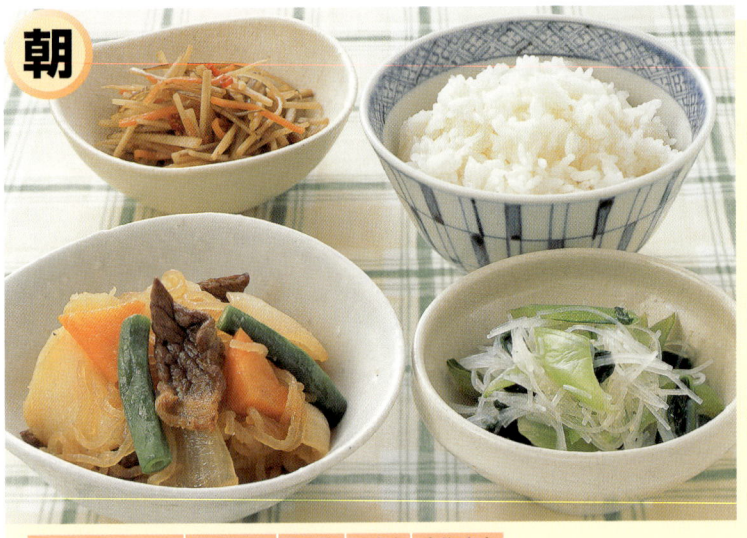

朝

● 野菜類で品数を増やします

- 主食　ごはん
- 主菜　肉じゃが
- 副菜　きんぴらごぼう
- 副菜　チンゲンサイのわさび酢和え
  variation　なます
  p.63

	E(kcal)	P(g)	F(g)	食塩(g)
ごはん	302	4.5	0.5	0.0
肉じゃが	164	5.9	7.1	0.9
きんぴらごぼう	80	1.5	4.1	0.6
チンゲンサイのわさび酢和え	37	0.4	0.1	0.5

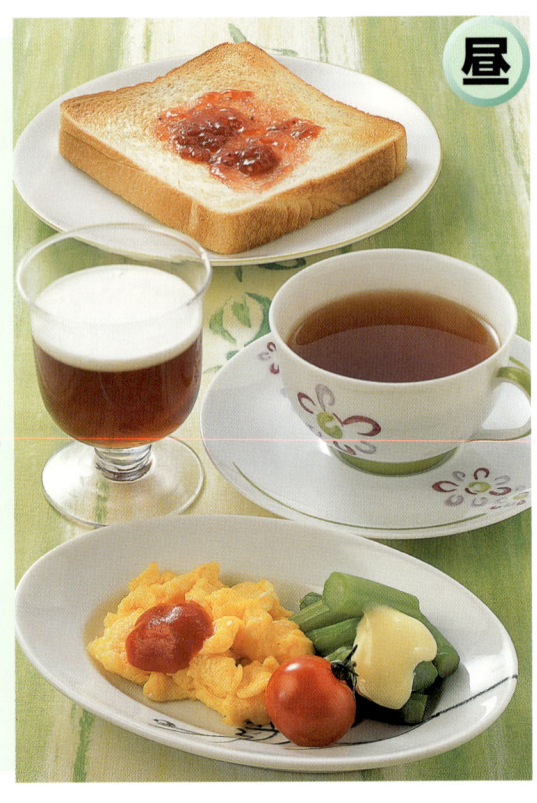

昼

● 卵を使ったシンプルメニュー。デザートでカロリーアップを

- 主食　トースト
- 主菜　スクランブルエッグ
- デザート　ワインゼリー
  variation　ウーロン茶のしょうが風味ゼリー
  p.66
- 飲み物　紅茶

	E(kcal)	P(g)	F(g)	食塩(g)
トースト	197	5.6	2.7	0.8
スクランブルエッグ	155	6.2	12.1	0.7
ワインゼリー	88	0.3	1.8	0.0
紅茶	13	0.2	0.0	0.0

腎臓疾患

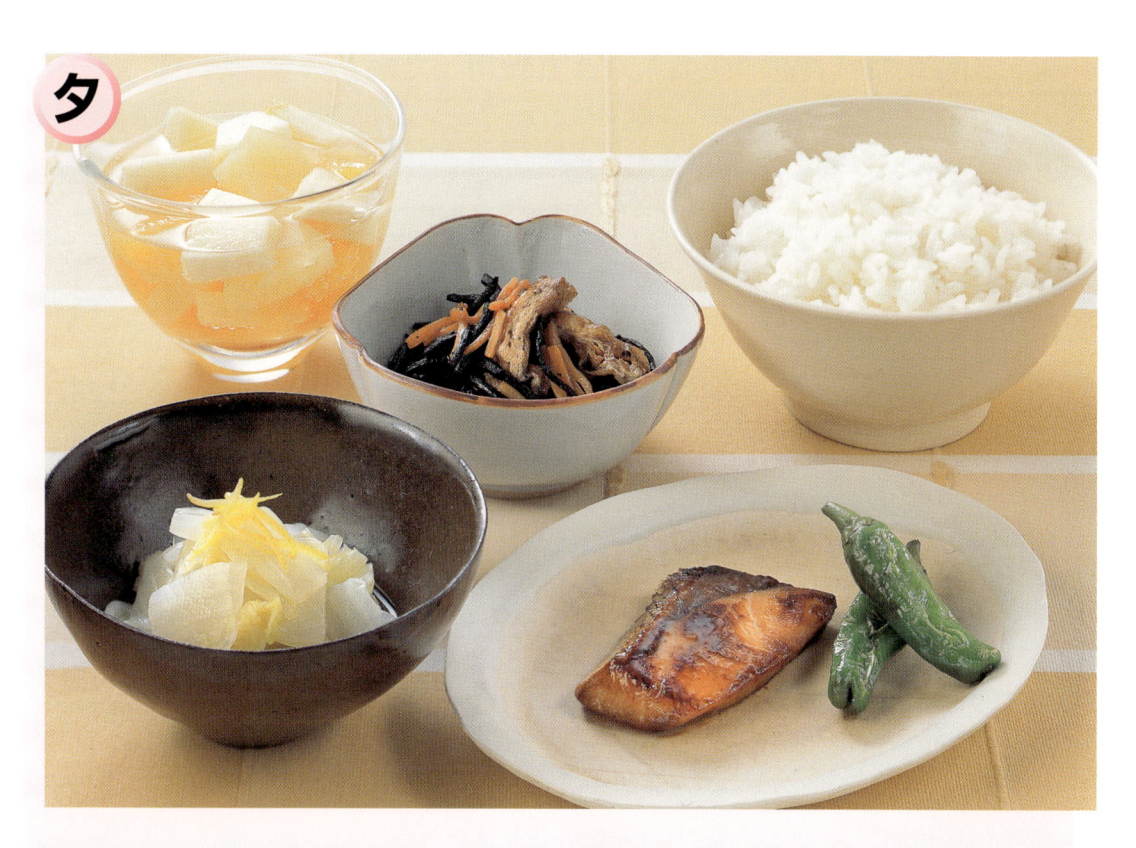

夕

● ぶりで多価不飽和脂肪酸を

主食	ごはん
主菜	ぶりの照り焼き *variation* さわらの照り焼き **p.54**
副菜	ひじきのいり煮
副菜	はくさいの甘酢漬 *variation* れんこんのカレー風味 **p.65**
デザート	フルーツカクテル *variation* いちじくのコンポート **p.66**

	E(kcal)	P(g)	F(g)	食塩(g)
ごはん	336	5.0	0.6	0.0
ぶりの照り焼き	141	7.0	10.3	0.8
ひじきのいり煮	73	1.5	4.7	0.4
はくさいの甘酢漬	38	0.6	0.1	0.5
フルーツカクテル	99	0.7	0.1	0.0

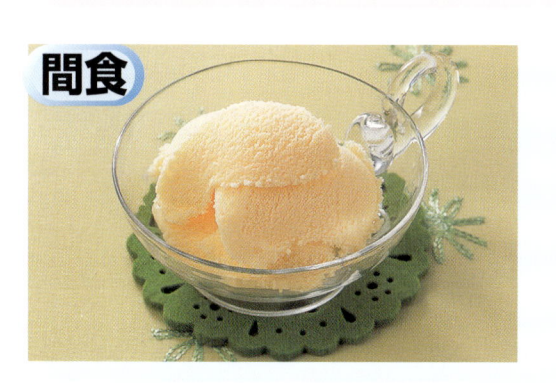

間食

| 間食 | シャーベット |

	E(kcal)	P(g)	F(g)	食塩(g)
シャーベット	89	0.6	0.7	0.0

食事計画献立例1

食事計画｜献立例 2

1,800 kcal　たんぱく質 40 g

治療用特殊食品（主食）を1食使用した献立例

朝

献立	1人分材料・分量（目安量）	作り方
トースト（主食）	食パン 60 g マーマレード 15 g	
蒸し鶏のマリネ（主菜）	鶏肉（もも・皮つき） 30 g 酒（少々） たまねぎ 30 g にんじん 10 g A｛油 5 g／酢 6 g／塩 0.2 g｝ パセリ（少々）　レモン 5 g	① 鶏もも肉は，耐熱容器に入れて酒を振り，ラップをかけて電子レンジで1分加熱する。ラップをはずして冷まし，手で細く裂く。 ② たまねぎとにんじんはせん切りにする。 ③ ボウルにAを入れてよく混ぜ，マリネ液を作る。ここに①と②を入れて全体にからめ，味をなじませる。 ④ ③を器に盛り，パセリはみじん切りにして振りかけ，薄く半月切りにしたレモンを添える。
コールスローサラダ（副菜）	キャベツ 30 g にんじん 6 g きゅうり 10 g スイートコーン（ホール・冷凍） 5 g 低たんぱくスパゲッティ 10 g A｛酢 7 g　油 3 g／塩 0.3 g　こしょう（少々）｝	① キャベツとにんじん，きゅうりはせん切りにする。 ② スイートコーンはざるに入れ，熱湯を回しかけて水気をきる。 ③ 低たんぱくスパゲッティは4 cm位の長さに手で折りゆでる。 ④ ボウルにAを入れてよく混ぜ合わせ，フレンチドレッシングを作る。ここに①と②と③を入れて和える。
グレープフルーツ（デザート）	グレープフルーツ 50 g	
コーヒー（飲み物）	コーヒー 150 g 砂糖 3 g	

昼

献立	1人分材料・分量（目安量）	作り方
チャーハン（主食）	たんぱく質調整ごはん 180 g 豚肉（ロース） 20 g こえび 15 g 卵 20 g たまねぎ 30 g にんじん 20 g グリンピース（冷凍） 5 g 油 10 g しょうゆ 5 g 塩 0.3 g	① 豚肉は2 cm角位にスライスする。こえびは背わたをとる。 ② たまねぎとにんじんは粗いみじん切りにする。 ③ グリンピースは沸騰湯で1分ゆでる。 ④ フライパンに油を入れて強火で熱し，溶き卵を入れて箸で大きく混ぜながらいりたまごにする。ここに①と②を加えて強火で炒め合わせ，たまねぎが透き通ってきたら温めたたんぱく質調整ごはんを加え，へらでほぐすように炒める。 ⑤ ごはんと具が全体に混ざったら③を加え，しょうゆと塩で味付けをする。
あちゃら漬（副菜）	かぶ 30 g きゅうり 30 g レモン 8 g 赤とうがらし（少々） A｛しょうゆ 4 g／だし汁 8 g／砂糖 3 g／塩 0.2 g｝	① かぶは薄めのいちょう切りにし，きゅうりは薄い輪切りにする。 ② レモンは薄い輪切りにし，1枚を4等分に切る。 ③ 容器に①と②，赤とうがらしの小口切りを入れてAを加えよく混ぜ20分位置く。
紅茶（飲み物）	紅茶 150 g はちみつ 10 g	

腎臓疾患

献立	1人分材料・分量（目安量）	作り方
夕 ごはん 主食	ごはん 180 g	
たらの ムニエル 主菜	たら 40 g 　塩 0.3 g 　こしょう（少々） 　小麦粉 5 g 　無塩バター 5 g 　トマト 30 g 　パセリ（少々）	① 生だらは塩とこしょうを振って両面に小麦粉をまぶし，余分な粉ははたき落とす。 ② フライパンに無塩バターを入れて弱火にかけ，バターが溶けたら①を入れて，中火で両面をこんがりと焼く。 ③ ②を器に盛って，トマトとパセリを付け合わせる。
かぼちゃの ヨーグルト サラダ 副菜	かぼちゃ（西洋）35 g 干しぶどう 3 g A｛プレーンヨーグルト 30 g 　　砂糖 1 g 　　ホイップクリーム 8 g 　　塩 0.3 g 　　こしょう（少々） サニーレタス 10 g	① かぼちゃは1cm厚さ位の角切りにし，沸騰した湯で軟らかくゆで，ざるに上げる。 ② 干しぶどうはぬるま湯につけて軟らかくする。 ③ ボウルに①と②を入れ，Aを加えてよく混ぜ合わせる。 ④ 器にサニーレタスを敷き，③を盛る。
キャベツの スープ煮 副菜	キャベツ 40 g たまねぎ 20 g にんじん 15 g A｛水 100 g 　　固形コンソメ 1 g 　　塩 0.3 g こしょう（少々）	① キャベツはかたい芯の部分を切りとり，3～4cm角に切る。 ② たまねぎとにんじんは薄切りにする。 ③ 鍋にAを入れて煮立て，①と②を入れて軟らかくなるまで弱火で煮て，こしょうで味を調える。
みかん デザート	みかん 80 g	

献立	1人分材料・分量（目安量）	作り方
間食 ゼリー	アガロリーゼリー（150 kcal）1カップ	
クッキー	ニューマクトンクッキー（50 kcal）1枚	

献立例2の腎臓病食品交換表の単位数および1日の栄養量

	表1	表2	表3	表4	表5	表6	別表	特殊	合計	E(kcal)	P(g)	F(g)	食塩(g)
朝	2.0	0.2	0.5	2.0			0.1		4.8	457	12.7	16.8	1.3
昼			0.3	2.9			0.3	0.1	3.6	561	11.8	14.7	2.0
夕	1.5	0.2	0.6	2.8					5.1	555	15.9	9.1	1.5
間食										200	0.3	2.7	0.0
合計	3.5	0.4	1.4	7.7			0.4	0.1	13.5	1,773	40.7	43.3	4.9

P：F：C
％　P 9.2　F 22.0　C 68.8

食事計画献立例2

食事計画 | 献立例 2

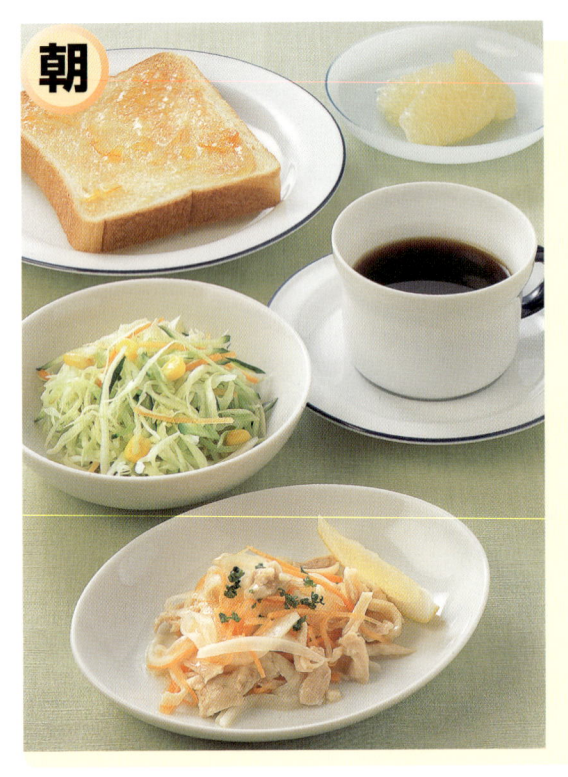

1,800 kcal　たんぱく質 40 g

朝

●酢味でさっぱりと

- 主食　トースト
- 主菜　蒸し鶏のマリネ
- 副菜　コールスローサラダ
  variation　プチトマトのサラダ　*p.64*
- デザート　グレープフルーツ
- 飲み物　コーヒー

	E(kcal)	P(g)	F(g)	食塩(g)
トースト	197	5.6	2.7	0.8
蒸し鶏のマリネ	142	5.6	10.8	0.2
コールスローサラダ	82	0.8	3.3	0.3
グレープフルーツ	19	0.5	0.1	0.0
コーヒー	18	0.3	0.0	0.0

昼

●たんぱく質調整ごはんを食べやすくチャーハンに

- 主食　チャーハン
  variation　オムライス　*p.52*
- 副菜　あちゃら漬
  variation　はくさいとオレンジのサラダ　*p.65*
- 飲み物　紅茶

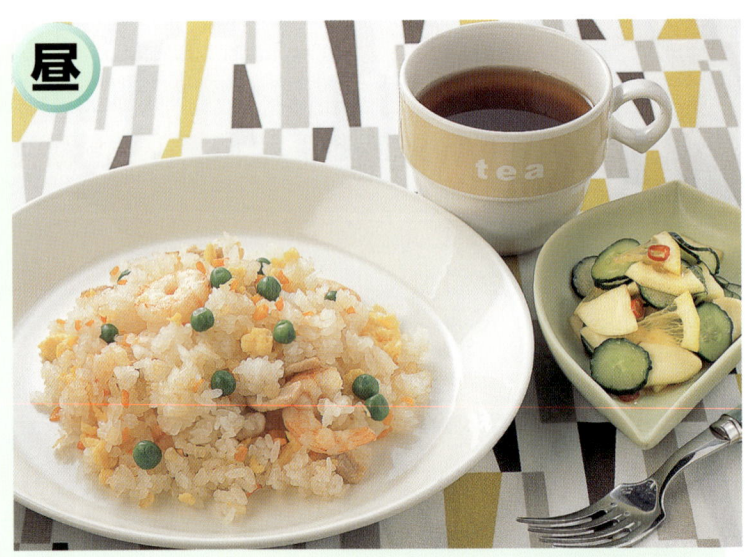

	E(kcal)	P(g)	F(g)	食塩(g)
チャーハン	501	10.8	14.6	1.2
あちゃら漬	29	0.9	0.1	0.8
紅茶	31	0.2	0.0	0.0

腎臓疾患

夕

●野菜をたっぷり入れてスープ煮に

主食	ごはん
主菜	たらのムニエル *variation* ぎんだらの煮付け　p.54
副菜	かぼちゃのヨーグルトサラダ *variation* ぜんまいの煮付け　p.60
副菜	キャベツのスープ煮 *variation* だいこんのくず煮　p.63
デザート	みかん

	E(kcal)	P(g)	F(g)	食塩(g)
ごはん	302	4.5	0.5	0.0
たらのムニエル	93	7.7	4.3	0.4
かぼちゃのヨーグルトサラダ	98	2.3	3.9	0.4
キャベツのスープ煮	25	0.9	0.2	0.7
みかん	37	0.6	0.1	0.0

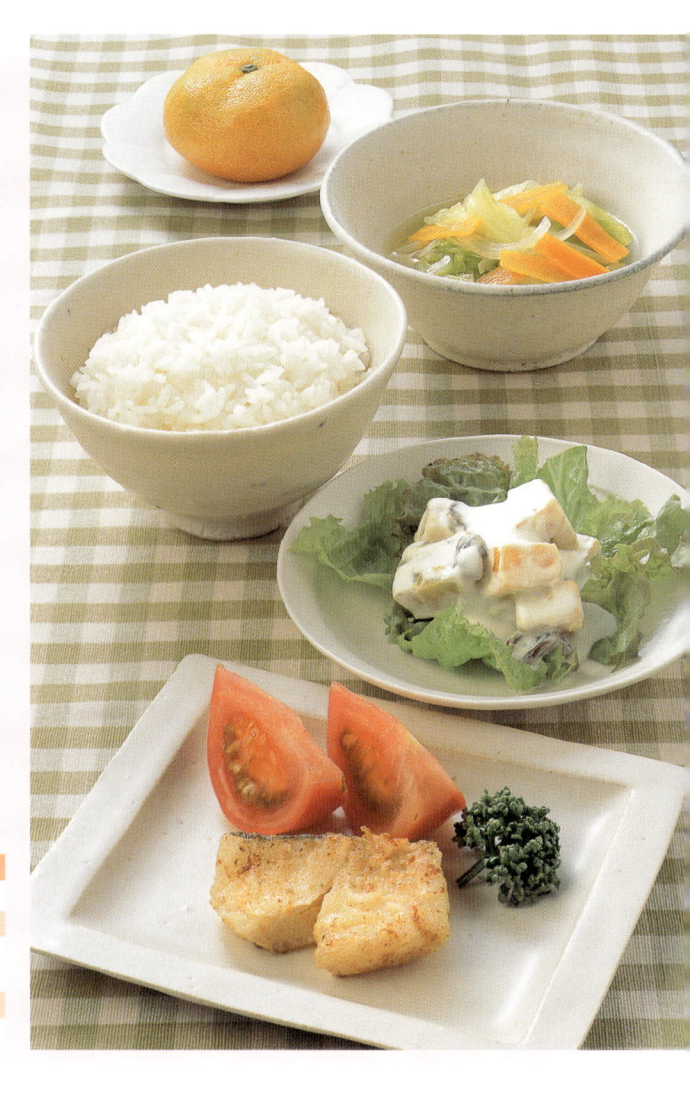

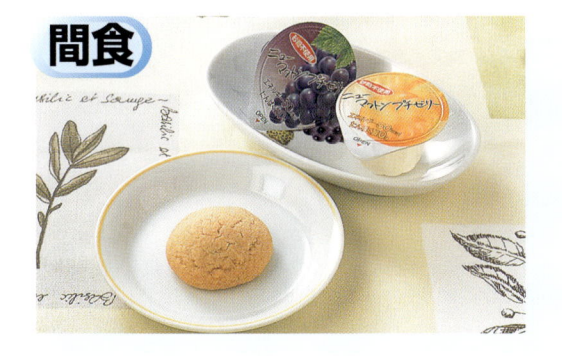

間食

アガロリーゼリー
ニューマクトンクッキー

	E(kcal)	P(g)	F(g)	食塩(g)
アガロリーゼリー	150	0.0	0.0	0.0
ニューマクトンクッキー	50	0.3	2.7	0.0

食事計画献立例2

食事計画 | 献立例 3

1,800 kcal　たんぱく質 40 g

治療用特殊食品（主食）を 2 食使用した献立例

朝

献立	1人分材料・分量（目安量）	作り方
トースト（主食）	たんぱく質調整食パン 100 g いちごジャム 15 g	
鶏肉のトマト煮（主菜）	鶏肉（もも・皮つき）30 g たまねぎ 40 g にんじん 25 g カリフラワー 30 g ブロッコリー 30 g 油 5 g A｛水 150 g／固形コンソメ 1 g｝ トマトピューレー 20 g 白ワイン 5 g 塩 0.5 g こしょう（少々）	①たまねぎはくし形切りにし，にんじんは乱切りにする。カリフラワーとブロッコリーは小房に切り分ける。 ②沸騰した湯で，カリフラワーとブロッコリーを 1〜2 分ゆでる。 ③鶏もも肉は一口大に切る。 ④鍋に油を入れて熱し，③を強火で炒める。肉の色が変わったら，たまねぎとにんじんを加えて炒め合わせる。 ⑤④にAを加えてにんじんが軟らかくなるまで中火で煮，②とトマトピューレー，白ワインを加えてひと煮する。 ⑥⑤に，塩とこしょうを加えて味を調える。
いちご（デザート）	いちご 50 g	
紅茶（飲み物）	紅茶 150 g 砂糖 3 g	

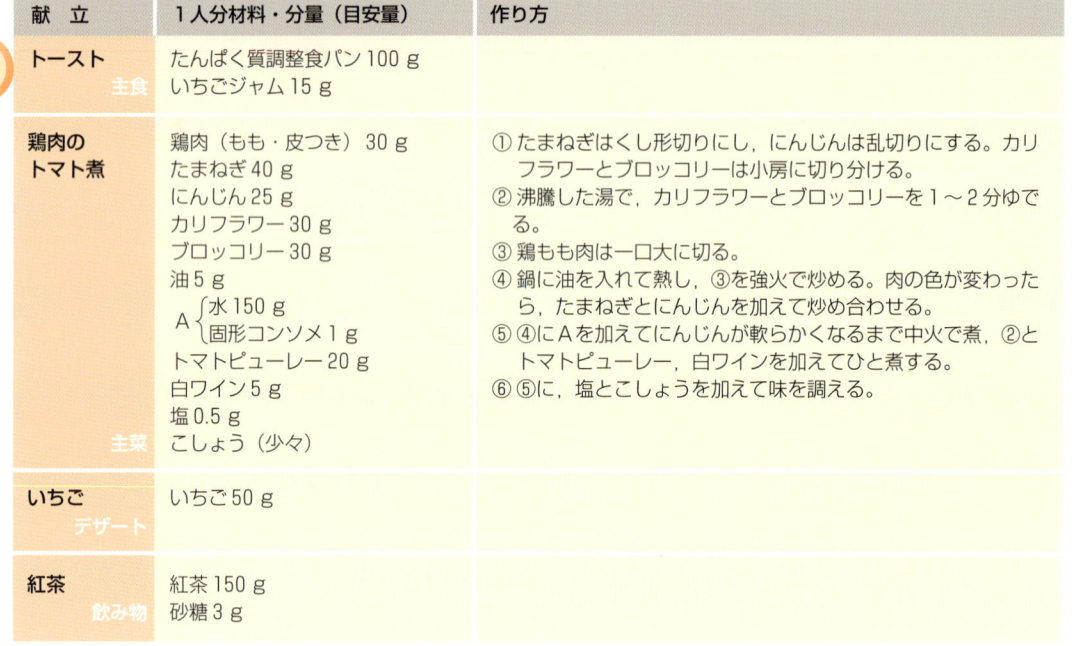

昼

献立	1人分材料・分量（目安量）	作り方
スパゲッティミートソース（主食）	たんぱく質調整スパゲッティ 100 g 牛ひき肉 20 g たまねぎ 40 g にんじん 20 g 油 3 g 小麦粉 2 g A｛水 150 g／固形コンソメ 2 g／トマトピューレー 30 g｝ 塩 0.5 g こしょう（少々） オリーブ油 5 g パルメザンチーズ 1 g パセリ（少々）	①たまねぎとにんじんはみじん切りにする。 ②フライパンに油を入れて熱し，牛ひき肉を入れて強火で炒める。ひき肉の色が変わったら①を加えて炒め合わせ，野菜がしんなりしたら小麦粉を振り入れて混ぜる。 ③②にAを加え，汁気が少なくなるまで中火で煮，塩とこしょうで調味する。 ④たんぱく質調整スパゲッティを好みのかたさにゆで，水気をきって，オリーブ油をからめる。 ⑤④を器に盛って③をかけ，粉チーズを振ってパセリをのせる。
きゅうりサラダ（副菜）	レタス 20 g きゅうり 15 g 赤ピーマン 5 g フレンチドレッシング 10 g	①レタスはちぎって一口大にする。きゅうりは小口切り，赤ピーマンは細切りにする。 ②①を混ぜて器に盛りドレッシングをかける。
コーヒーゼリー（デザート）	コーヒー 100 g ゼラチン 1.5 g 水 15 g 砂糖 10 g	①ゼラチンを水でふやかす。 ②鍋にコーヒーと①と砂糖を入れ煮溶かして器に入れ冷蔵庫で冷やし固める。

献立	1人分材料・分量（目安量）	作り方
夕 ごはん 主食	ごはん 180 g	
さけの ちゃんちゃん 焼き 主菜	生さけ 40 g キャベツ 30 g にんじん 10 g もやし 20 g A ｛ みそ 3 g しょうゆ 2 g だし汁 3 g 砂糖 3 g 酒 10 g ｝ 油 10 g	① キャベツは食べやすい大きさのざく切りにし，にんじんは1 cm幅の短冊に切る。もやしはひげ根をつみとる。 ② 小さめのボウルにAを入れ，よく混ぜ合わせる。 ③ フライパンに油を入れて熱し，強火にして生さけを入れる。ここに①の野菜も加えて軽く炒め，②の合わせ調味料を加える。弱火にしてふたをし，蒸し焼きにする。
いりおから 副菜	おから 40 g ごぼう 20 g にんじん 15 g さやいんげん 5 g 油 3 g だし汁 80 g A ｛ 砂糖 2 g 塩 0.3 g しょうゆ 3 g ｝	① ごぼうはささがき，にんじんはせん切りにする。 ② さやいんげんはすじをとりさっとゆで，斜め半分に切る。 ③ 鍋に油を入れて熱し，中火で①を炒める。野菜がしんなりしたらおからを加えて炒め合わせる。全体に油がなじんだら，だし汁とAを加え，汁気がなくなるまでいる。 ④ ③を器に盛り，②を添える。
きゅうりと わかめの 酢の物 副菜	きゅうり 30 g 塩 0.3 g わかめ（水戻し）5 g はるさめ 5 g しょうが（少々） 酢 8 g 砂糖 2 g	① はるさめは熱湯でさっとゆで，食べやすい長さに切る。 ② わかめも水につけて戻し，水気をしぼっておく。 ③ きゅうりは薄い輪切りにし，軽く塩をして水気をしぼる。しょうがはせん切りにする。 ④ ボウルに酢と砂糖を入れてよく混ぜ，合わせ酢を作る。ここに①と②，きゅうりを入れて和える。 ⑤ ④を器に盛り，③のしょうがを天盛りにする。
オレンジ デザート	オレンジ 50 g	

献立例3の腎臓病食品交換表の単位数および1日の栄養量

	表1	表2	表3	表4	表5	表6	別表	特殊	合計	E(kcal)	P(g)	F(g)	食塩(g)
朝		0.2	0.9	2.0			0.2	1.4	4.7	525	12.9	15.2	1.1
昼	0.1		0.3	1.5			0.7	0.1	2.7	621	8.1	17.3	1.8
夕	1.5	0.2	0.9	3.5			0.2		6.3	651	19.2	17.0	1.9
合計	1.6	0.4	2.1	7.0			1.1	1.5	13.7	1,796	40.2	49.5	4.8

P：F：C
% P 8.9　F 24.8　C 66.3

食事計画　献立例 3

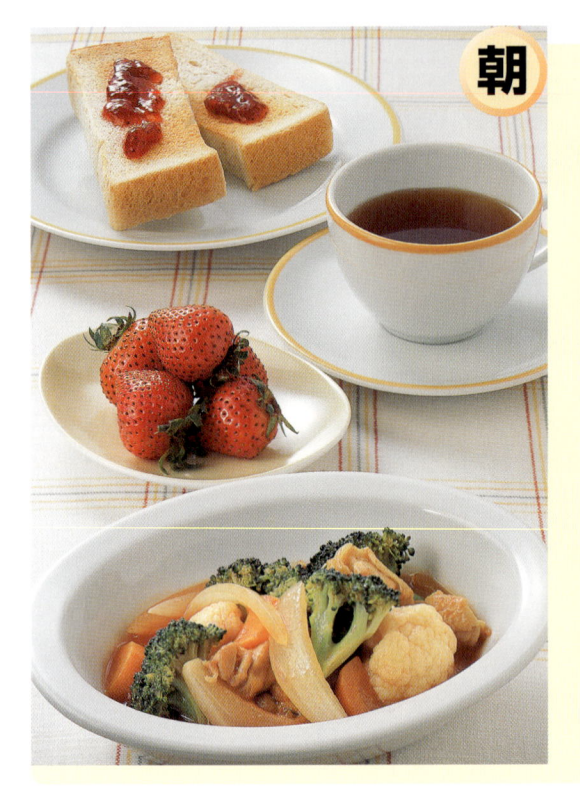

1,800 kcal　たんぱく質 40 g

朝

●鶏肉のトマト煮に塩分をまとめて

- 主食：トースト
- 主菜：鶏肉のトマト煮
  variation ゆで豚の中華ドレッシング和え *p.57*
- デザート：いちご
- 飲み物：紅茶

	E(kcal)	P(g)	F(g)	食塩(g)
トースト	332	4.3	5.6	0.0
鶏肉のトマト煮	162	8.1	9.5	1.1
いちご	17	0.5	0.1	0.0
紅茶	13	0.2	0.0	0.0

昼

●たんぱく質調整スパゲッティを使用した簡単な献立

- 主食：スパゲッティミートソース
  variation オムライス *p.52*
- 副菜：きゅうりサラダ
- デザート：コーヒーゼリー

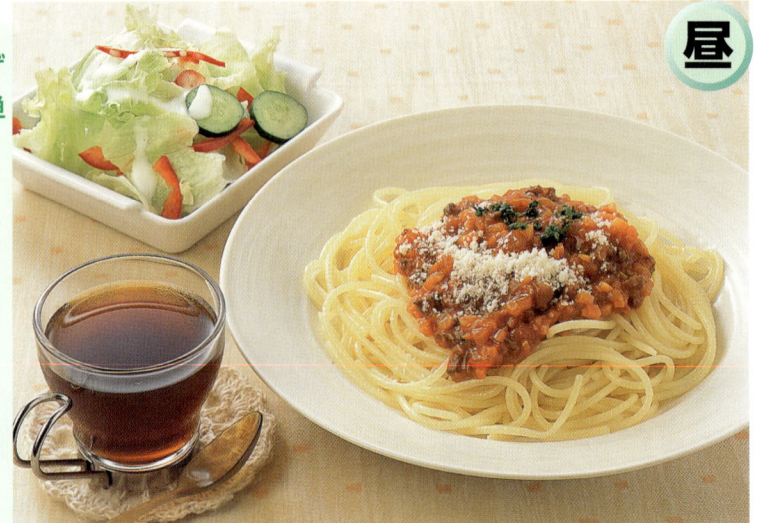

	E(kcal)	P(g)	F(g)	食塩(g)
スパゲッティミートソース	527	6.2	13.0	1.5
きゅうりサラダ	47	0.3	4.2	0.3
コーヒーゼリー	48	1.5	0.0	0.0

腎臓疾患

腎臓疾患

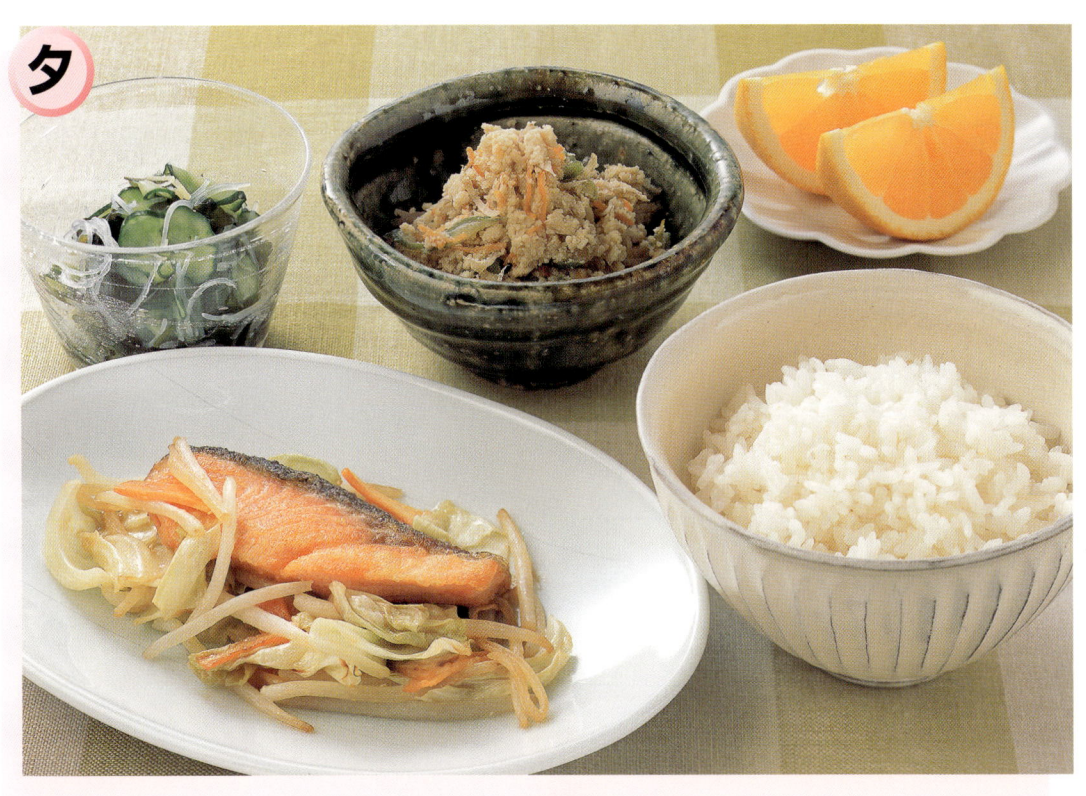

夕

●野菜たっぷりのちゃんちゃん焼きで

	E(kcal)	P(g)	F(g)	食塩(g)
ごはん	302	4.5	0.5	0.0
さけのちゃんちゃん焼き	189	10.3	11.9	0.8
いりおから	103	3.5	4.5	0.8
きゅうりとわかめの酢の物	34	0.4	0.1	0.3
オレンジ	23	0.5	0.1	0.0

主食	ごはん
主菜	さけのちゃんちゃん焼き *variation* あじフライ p.54
副菜	いりおから *variation* じゃがいもツナサラダ p.60
副菜	きゅうりとわかめの酢の物 *variation* なます p.63
デザート	オレンジ

● ちゃんちゃん焼き

　ちゃんちゃん焼きとは，さけなどの魚と野菜を鉄板で焼いた料理。味はみそ味で北海道の漁師町の名物料理です。

たんぱく質をボリュームあるように見せる工夫

- ちゃんちゃん焼きのように野菜をプラスして下に敷いたり，炒めるとボリュームがでます。
- こぶりな魚なら1尾のまま，切り身なら骨つきのまま，貝は殻つきで提供するほうが，見た目のボリュームがあって少なく感じません。
- とんかつなどに薄切り肉を重ねて使うと厚切り肉よりかさが増えて見えます。
- 野菜を挟んだり，巻いたりしてもボリューム感がでます。
- 衣をつけてフライや天ぷらにします。フライの衣にはるさめなどを細かく切って使うと，さらにボリュームがでます。

食事計画 ｜ 献立例 4

1,800 kcal　たんぱく質 40 g

治療用特殊食品（主食）を3食使用した献立例

朝

献立	1人分材料・分量（目安量）	作り方
トースト 主食	たんぱく質調整食パン 100 g いちごジャム 15 g	
スペイン風オムレツ 主菜	卵 50 g じゃがいも 40 g たまねぎ 30 g 赤ピーマン 15 g 油 3 g 塩 0.3 g こしょう（少々） ケチャップ 15 g パセリ（少々）	① じゃがいもは5 mm厚さのいちょう切りにし，沸騰した湯でかためにゆでる。たまねぎは薄切り，赤ピーマンは薄い輪切りにする。 ② フライパンを熱して油の半量を入れ，じゃがいも，たまねぎを強火で炒め合わせ，たまねぎがしんなりしたら赤ピーマンを炒め，火を止める。 ③ ボウルに卵を溶きほぐし，粗熱をとった②を加えて混ぜ，塩とこしょうも加える。 ④ フライパンを強火で熱して残りの油を入れ，③を流し入れ弱火でじっくり焼く。卵の縁が乾いてきたら裏返し，焼き色がつくまで焼く。上にケチャップをかけてパセリを添える。
マカロニサラダ 副菜	マカロニ 10 g たまねぎ 10 g きゅうり 10 g ミニトマト 20 g マヨネーズ 7 g 酢 3 g 塩 0.3 g サラダな 5 g	① マカロニは沸騰した湯で好みのかたさにゆでる。 ② たまねぎは薄切りにする。きゅうりは薄い輪切りにする。 ③ ボウルに①と②を入れてマヨネーズと酢で和え，塩で味を調える。 ④ 器にサラダなを敷き，③を盛りミニトマトを添える。
紅茶 飲み物	紅茶 150 g 砂糖 3 g	

昼

献立	1人分材料・分量（目安量）	作り方
焼きうどん 主食	たんぱく質調整うどん 100 g （ゆでて 200 g） 豚肉（かた・ロース） 20 g キャベツ 50 g にんじん 20 g ピーマン 20 g 生しいたけ 10 g 油 10 g しょうゆ 10 g こしょう（少々）	① キャベツは1 cm幅に切り，にんじんは半月切り，ピーマン，しいたけは薄切りにする。 ② 豚かたロース肉は1 cm位に切る。 ③ たんぱく質調整うどんはゆでて，ざるに上げ流水でぬめりをとる。 ④ フライパンに油を入れて熱し，強火で②を炒める。豚肉の色が変わったら①を加えて軽く炒め，その後③を加えてよく炒め合わせ，しょうゆとこしょうで味付けする。
オクラと長ねぎの酢じょうゆ和え 副菜	オクラ 20 g 長ねぎ 10 g しょうゆ 3 g 酢 3 g ごま油 2 g	① オクラは沸騰した湯でゆでる。冷まして斜め切りにする。 ② 長ねぎは縦に切り目を入れてせん切りにして水に放し，パリッとさせて水気をきっておく。 ③ しょうゆ，酢，ごま油を小さなボウルに入れて混ぜる。 ④ ①と②を混ぜ合わせて器に盛り，③を回しかける。
いちご デザート	いちご 50 g	

| 腎臓疾患 |

献立	1人分材料・分量（目安量）	作り方
夕 ごはん 主食	たんぱく質調整ごはん 180 g	
あじの南蛮漬 主菜	あじ 60 g 　かたくり粉 3 g たまねぎ 30 g ピーマン 10 g 赤ピーマン 10 g A ｛ 砂糖 3 g 　　しょうゆ 9 g 　　酢 10 g 　　油 3 g 　　赤とうがらし（少々） 油 6 g	① たまねぎは薄切りにし，ピーマン2種は横に細切りにする。 ② 小さなボウルにAを入れ，よく混ぜ合わせておく。 ③ あじはペーパータオルで水気をふきとり，かたくり粉を薄くまぶす。 ④ 180℃に熱した揚げ油に③を入れ，揚げる。 ⑤ バットなどに④を熱いうちに並べ入れ，①の野菜を全体に散らして②を回しかける。味をしみ込ませ，器に盛り付ける。
えのきとこんにゃくの煮物 副菜	えのきたけ 40 g こんにゃく 70 g しょうゆ 3 g 赤とうがらし（少々） みりん 2 g	① こんにゃくは表面に斜め格子の細かい切り目を入れ，5 mm厚さの正方形に切る。湯で軽くゆでる。 ② えのきたけは根元を切り落とし，3 cmに切って小分けにする。 ③ フライパンで①を中火でからいりする。②としょうゆとみりん，赤とうがらしを加え，汁気がなくなるまで煮る。
チンゲンサイのソテー 副菜	チンゲンサイ 50 g 油 3 g 塩 0.2 g	① チンゲンサイを適当な大きさに切り，フライパンに油を熱して炒め塩で味付けをする。
ゼリー デザート	ニューマクトンプチゼリー（2個）	

献立例4の腎臓病食品交換表の単位数および1日の栄養量

	表1	表2	表3	表4	表5	表6	別表	特殊	合計	E(kcal)	P(g)	F(g)	食塩(g)
朝	0.4	0.2	0.3	2.0			0.2	1.4	4.5	612	13.8	19.4	1.4
昼		0.2	0.5	1.3			0.5	0.9	3.4	555	9.8	15.1	1.9
夕			0.3	4.0			0.7	0.1	5.1	654	15.5	15.3	2.2
合計	0.4	0.4	1.1	7.3			1.4	2.4	13.0	1,822	39.2	49.8	5.6

P : F : C
% P8.6　F 24.6　C 66.8

食事計画献立例4

食事計画 | 献立例 4

1,800 kcal　たんぱく質 40 g

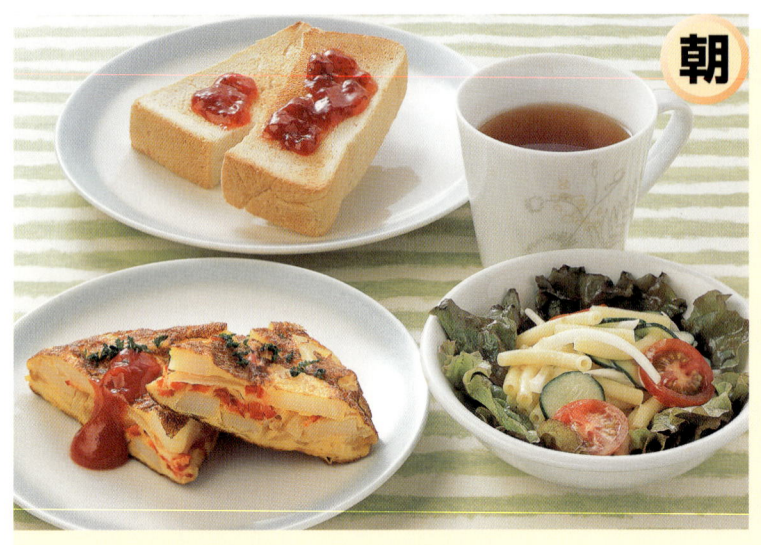

朝

●スペイン風オムレツでボリュームアップ

主食	トースト
主菜	スペイン風オムレツ *variation* 鶏肉のホイル焼き *p.57*
副菜	マカロニサラダ
飲み物	紅茶

	E(kcal)	P(g)	F(g)	食塩(g)
トースト	332	4.3	5.6	0.0
スペイン風オムレツ	167	7.5	8.3	1.0
マカロニサラダ	100	1.9	5.5	0.4
紅茶	13	0.2	0.0	0.0

昼

●焼きうどんで食塩を抑えエネルギーアップ

主食	焼きうどん *variation* 親子丼 *p.52*
副菜	オクラと長ねぎの酢じょうゆ和え
デザート	いちご

	E(kcal)	P(g)	F(g)	食塩(g)
焼きうどん	508	8.7	13.0	1.5
オクラと長ねぎの酢じょうゆ和え	31	0.7	2.1	0.4
いちご	17	0.5	0.1	0.0

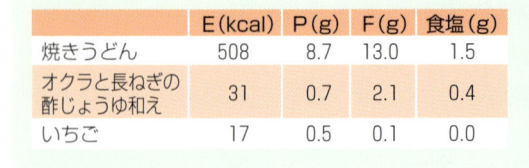

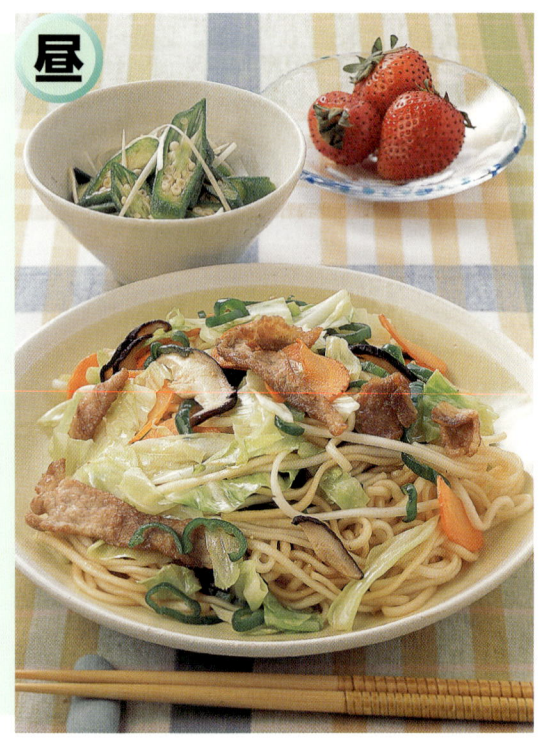

腎臓疾患

腎臓疾患

夕

● 酢味でさっぱりとした南蛮漬です

- **主食** ごはん
- **主菜** あじの南蛮漬
  variation 豚肉のしょうが焼き *p.56*
- **副菜** えのきとこんにゃくの煮物
- **副菜** チンゲンサイのソテー
- **デザート** ニューマクトンプチゼリー

	E(kcal)	P(g)	F(g)	食塩(g)
ごはん	299	0.2	0.0	0.0
あじの南蛮漬	204	13.6	11.2	1.5
えのきとこんにゃくの煮物	19	1.4	0.1	0.4
チンゲンサイのソテー	32	0.3	3.1	0.2
ニューマクトンプチゼリー	100	0.0	1.0	0.1

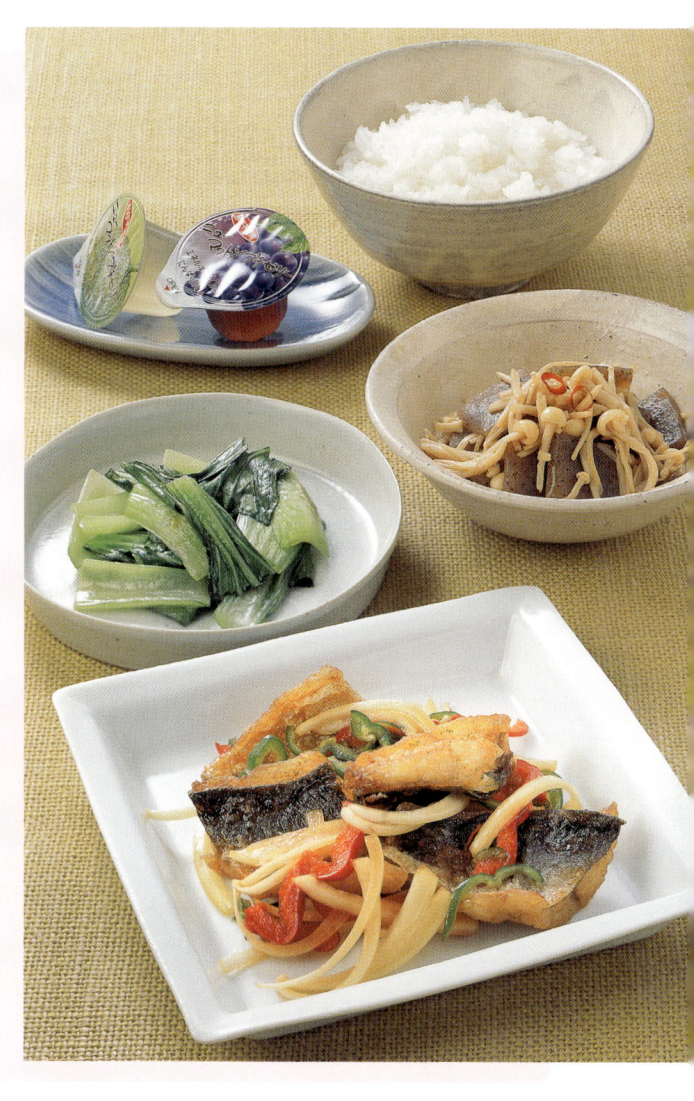

● 油でエネルギーをアップ

油でエネルギーをアップするには，表面積を増やすと油の吸油率が増えます。

料理名	切り方	吸油率	料理名	切り方	吸油率
じゃがいもの素揚げ	くし形切り	2％	あじの唐揚げ	中ぐらいのあじ（尾頭付き1尾85g）	6％
	太めのせん切り（5mm角5cm長さ切り）	5％		小あじ（尾頭付き3尾85g）	13％
	細めのせん切り（1mm角5cm長さ切り）	19％			

『五訂増補調理のためのベーシックデータ』女子栄養大学出版部，2007より引用

食事計画献立例4

食事計画｜献立例 5

1,800 kcal　たんぱく質 30 g

治療用特殊食品（主食）を3食使用した献立例

献立	1人分材料・分量（目安量）	作り方
朝 ごはん（主食）	たんぱく質調整ごはん 180 g	
豆腐の野菜あんかけ（主菜）	絹ごし豆腐 60 g 鶏ひき肉 10 g 乾しいたけ 1 g たまねぎ 50 g にんじん 20 g 糸みつば 5 g 油 2 g A｛だし汁 80 g　しょうゆ 5 g　酒 5 g　砂糖 3 g｝ かたくり粉 2 g　水 30 g	① しいたけは水で戻し、たまねぎやにんじんとともに小さめの角切りにする。みつばは1～2cm長さに切る。 ② フライパンを熱して油を引き、鶏ひき肉を入れ、混ぜながら炒めておく。 ③ 鍋にAを入れて強火にかけ、煮立ったら①のしいたけ、たまねぎとにんじん、②を入れて煮る。野菜がしんなりしたら、みつばを飾り用に少し残して加え、水溶きかたくり粉を入れてとろみをつける。 ④ 絹ごし豆腐は1～2cm厚さの正方形に切り、熱湯に入れてゆでる。これを器に盛って③の野菜あんをかけ、みつばを飾る。
じゃがいものカレー風味炒め（副菜）	じゃがいも 60 g グリンピース（冷凍） 10 g カレー粉 1 g 塩 0.7 g 酒 5 g　油 5 g	① じゃがいもは小さめの角切りにしてゆで、湯をきる。 ② グリンピースは、沸騰した湯に入れゆでる。 ③ フライパンに油を入れて熱し、強火で①を炒める。 ④ じゃがいもに油が回ったら②を加えてさっと炒め合わせ、カレー粉と塩、酒を振り入れて全体にからめ、火を止める。
みかん（デザート）	みかん 80 g	

献立	1人分材料・分量（目安量）	作り方
昼 シーフードドリア（主食）	たんぱく質調整ごはん 180 g A｛無塩バター 5 g　小麦粉 6 g　水 50 g　牛乳 30 g　固形コンソメ 1 g　塩 0.3 g　こしょう（少々）｝ こえび 20 g、いか 20 g たまねぎ 30 g、にんじん 20 g マッシュルーム（水煮缶詰） 15 g 無塩バター 10 g、塩 0.3 g 油 3 g グリンピース（冷凍） 5 g パルメザンチーズ 2 g	① Aでホワイトソースを作る。 ② いかは小さな角切りにする。 ③ たまねぎとにんじんはみじん切りにし、マッシュルームは薄切りにする。 ④ フライパンに無塩バターを溶かしてこえび、②と③を炒め、たんぱく質調整ごはんを加えて炒め、塩で味付けする。 ⑤ グラタン皿の内側に油を塗り、④を盛ってグリンピースを散らし、①のホワイトソースをかけ、粉チーズを振りかける。 ⑥ ⑤をオーブントースターに入れ、表面にうっすらと焼き色がつくまで焼く。 〈ホワイトソースの作り方〉 ① フライパンでバターと小麦粉をこがさないように炒める。 ② ①に水とコンソメ、牛乳を入れ、とろみがついたら塩、こしょうで調味する。
ミニサラダ（副菜）	キャベツ 30 g きゅうり 10 g ミニトマト 10 g サウザンアイランドドレッシング 8 g	① キャベツはせん切り、きゅうりは小口切りにする。 ② ミニトマトは4つに切る。 ③ ①を混ぜ、②を彩りよく飾り、ドレッシングをかける。
紅茶ゼリー（デザート）	紅茶（無糖） 150 g 寒天 1 g、水 20 g 砂糖 6 g、粉あめ 10 g 生クリーム（植物性） 5 g 砂糖 6 g、ミント（適宜）	① 寒天は水で戻し、水とともに鍋に入れ煮溶かす。 ② ①の鍋に紅茶と砂糖、粉あめを入れ溶かす。 ③ ②を器に入れ固める。 ④ 生クリームと砂糖を泡立ててしぼり、ミントを飾る。

献立	1人分材料・分量（目安量）	作り方
夕 ごはん 主食	たんぱく質調整ごはん 180g	
豚肉となすの炒め物 主菜	豚肉（もも）30g なす 80g にんじん 20g もやし 20g ピーマン 10g 油 10g 中濃ソース 10g, 黒こしょう（少々）	① なすは皮つきのまま，縦半分に切ってから1cm厚さに切り，水にさらしてあくを抜き，水気をきる。にんじんは薄い半月切り，もやしはひげ根をつみとる。ピーマンは細切りにする。 ② 豚もも肉は2cm幅に切る。 ③ フライパンに油を引き，②を強火で炒める。なすとにんじん，もやしを加えてさらに炒め合わせ，最後にピーマンを入れる。野菜がしんなりしたら中濃ソースと黒こしょうを加える。
なめこ酢じょうゆ和え 副菜	なめこ 35g だいこん 40g　A｛酢 5g／しょうゆ 3g／砂糖 2g｝	① なめこはざるに入れて熱湯を回しかけ，流水に当てながら軽くぬめりをとる。だいこんはすりおろし，目の細かいざるに入れて自然に水気をきる。 ② ボウルにAを入れて混ぜ，①を入れて和える。
グレープフルーツ デザート	グレープフルーツ 100g はちみつ 5g	① グレープフルーツは袋から取り出し一口大にして，はちみつとからめる。

慢性腎疾患でたんぱく質制限食を行う際，食事だけでエネルギー量が十分摂取できない方のために，高エネルギーでたんぱく質や，ナトリウム・カリウム・リンなどのミネラルを制限した濃厚流動食があります。いずれも1mℓ＝1.6kcalに調整してあり，水分制限のある場合でも少量で高エネルギーが確保できます。

商品名	リーナレン3.5	リーナレン1.0	レナウエル3	レナウエルA
発売元	明治乳業	明治乳業	テルモ	テルモ
1パック〈缶〉mℓ	250	250	125	125
エネルギー kcal	400	400	200	200
たんぱく質 g	14.0	4.0	3.0	0.75
脂質 g	11.2	11.2	8.9	8.9
糖質 g	59.8	69.8	27.0	29.3
食物繊維 g	4.0	4.0	3.0	3.0
カリウム mg	30	30	20	20
カルシウム mg	30	30	10	10
リン mg	35	20	20	20

それぞれコーヒー風味，ココア味，ミックスフルーツ味など味に種類があります。
＊リーナレンは糖質としてパラチノースを使用し，糖質の吸収速度が緩やかなことが特徴です。

献立例5の腎臓病食品交換表の単位数および1日の栄養量

	表1	表2	表3	表4	表5	表6	別表	特殊	合計	E(kcal)	P(g)	F(g)	食塩(g)
朝		0.5	0.4	1.7			0.3	0.1	3.0	572	9.0	10.1	1.6
昼	0.2		0.4	3.4			0.3		4.3	707	12.5	23.2	1.9
夕		0.3	0.5	2.0			0.5	0.1	3.4	556	10.1	12.2	1.1
合計	0.2	0.8	1.3	7.1			1.1	0.2	10.7	1,835	31.6	45.4	4.5

P：F：C ％　P 6.9　F 22.3　C 70.8

食事計画 ｜ 献立例 5

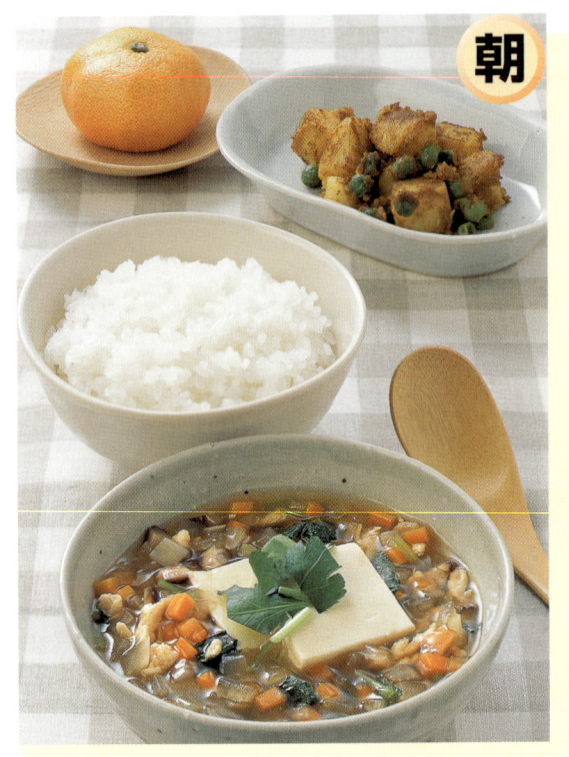

1,800 kcal
たんぱく質 30 g

朝

● 豆腐にたっぷりの野菜あんをかけました

主食	ごはん
主菜	豆腐の野菜あんかけ
副菜	じゃがいものカレー風味炒め
デザート	みかん

	E(kcal)	P(g)	F(g)	食塩(g)
ごはん	299	0.2	0.0	0.0
豆腐の野菜あんかけ	126	6.5	4.7	0.8
じゃがいものカレー風味炒め	111	1.7	5.3	0.7
みかん	37	0.6	0.1	0.0

昼

● たんぱく質調整ごはんのアレンジメニュー

主食	シーフードドリア *variation* ポークカレー *p.52*
副菜	ミニサラダ *variation* さらしたまねぎの削り節かけ *p.64*
デザート	紅茶ゼリー *variation* いちじくのコンポート *p.66*

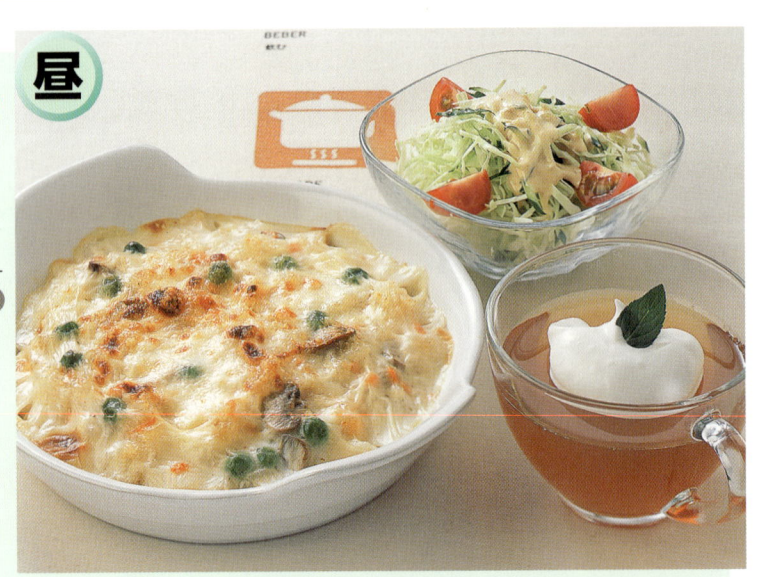

	E(kcal)	P(g)	F(g)	食塩(g)
シーフードドリア	555	11.3	17.8	1.6
ミニサラダ	44	0.7	3.4	0.3
紅茶ゼリー	108	0.5	2.0	0.0

腎臓疾患

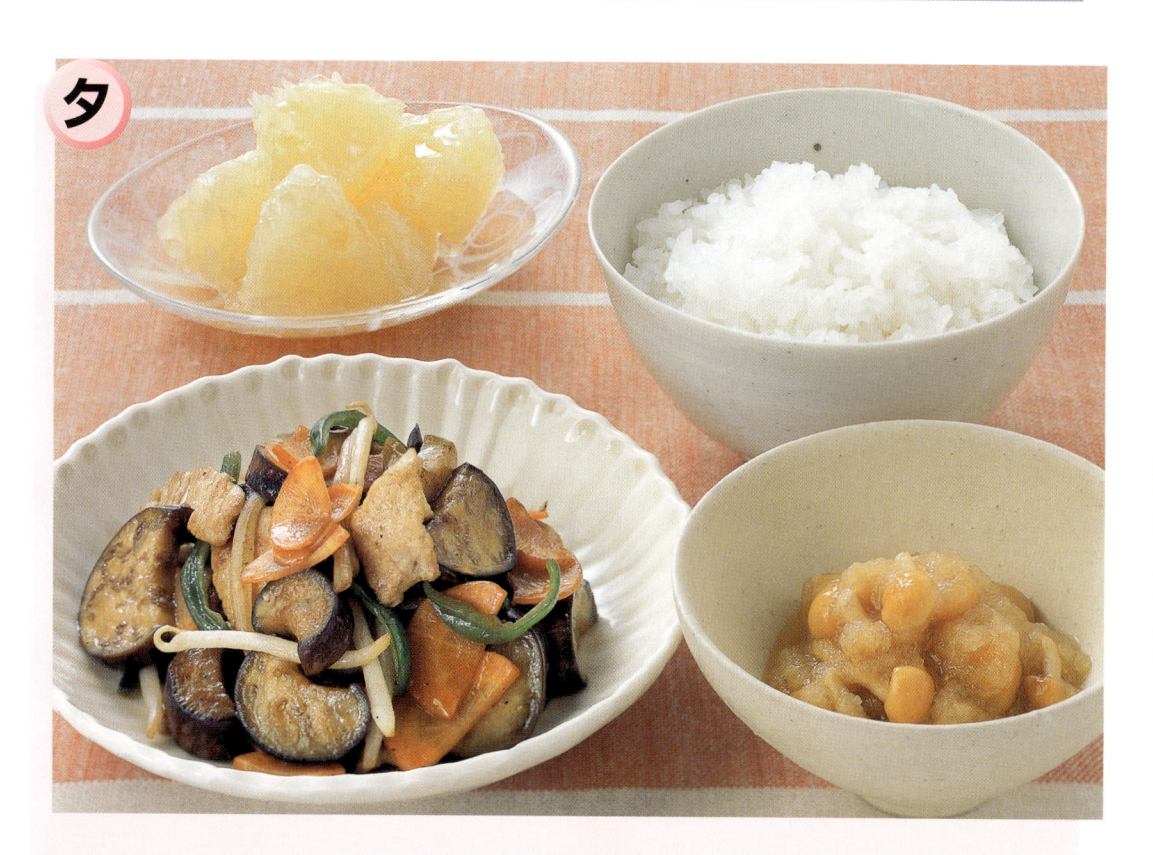

●野菜でボリュームをアップ

	E(kcal)	P(g)	F(g)	食塩(g)
ごはん	299	0.2	0.0	0.0
豚肉となすの炒め物	180	8.0	11.9	0.6
なめこ酢じょうゆ和え	25	1.0	0.1	0.4
グレープフルーツ	53	0.9	0.1	0.0

主食 ごはん

主菜 豚肉となすの炒め物
variation 牛肉のオイスターソース炒め *p.55*

副菜 なめこ酢じょうゆ和え
variation こまつなのナムル *p.63*

デザート グレープフルーツ

●なすについて

　なすは栄養的にはさほど見るべきものはありませんが，その分淡白な味わいと果肉の密度が低くスポンジ状であるためにだし汁や煮汁を吸い込んで味わい深くなります。上記夕食の豚肉との炒め物のように少量の肉と一緒に炒めたり，煮込んだりするとその味がなすに吸い込まれます。また，油をよく吸収して相性もよく，焼く，煮る，揚げるなどいろいろな方法で調理されます。

食事計画献立例5

組合せ料理例

主食

オムライス

材料・分量（目安量）

たんぱく質調整ごはん	180 g	塩	0.5 g
鶏ひき肉	10 g	こしょう	（少々）
油	2 g	卵	50 g
たまねぎ	30 g	油	3 g
マッシュルーム（水煮缶詰）	15 g	パセリ	（少々）
ケチャップ	10 g	ケチャップ	5 g

作り方
① フライパンに油2gを入れ鶏ひき肉を強火で炒め、肉の色が変わったら、みじん切りのたまねぎ、薄切りマッシュルームを加え中火で炒める。
② 温めたたんぱく質調整ごはんを加え、ほぐすように炒める。具が全体に混ざったら、ケチャップ10gと塩、こしょうを加えてよく混ぜ、とり出す。
③ フライパンに油3gを入れ、溶きほぐした卵を流し入れ、全体に広げ、表面が半熟状になったら④のケチャップライスをのせ、両側の卵をかぶせるように包んで木の葉形に整える。上にケチャップ5gをかけ、パセリを飾る。

● 卵はふわっとした半熟にして、ケチャップライスと合わせます。

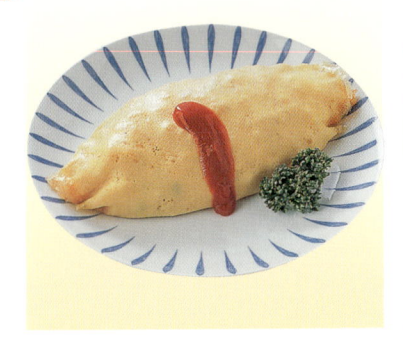

E(kcal)	P(g)	F(g)	食塩(g)
468	9.6	11.1	1.3

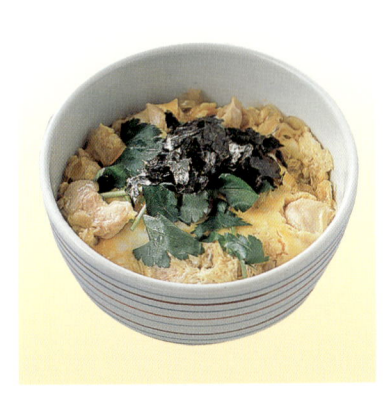

親子丼

材料・分量（目安量）

たんぱく質調整ごはん	180 g	A：だし汁	70 g
鶏肉（もも・皮つき）	25 g	しょうゆ	9 g
卵	40 g	みりん	9 g
たまねぎ	50 g	のり	（少々）
みつば	2 g		

作り方
① 鶏肉はそぎ切りにし、たまねぎは薄切りにする。
② 鍋にAを入れて煮立て、①のたまねぎを中火で煮る。たまねぎがしんなりしてきたら①の鶏肉を加え、肉に火が通ったところで、溶いた卵を回し入れてとじる。卵が半熟状になったら火を止める。
③ 丼にたんぱく質調整ごはんを盛って②をのせ、みつばとのりをのせる。

● たまねぎに煮汁をしっかりしみ込ませます。

E(kcal)	P(g)	F(g)	食塩(g)
457	10.6	7.7	1.6

ポークカレー

材料・分量（目安量）

たんぱく質調整ごはん	180 g	B：カレールウ	10 g
豚肉（もも）	40 g	カレー粉	（少々）
たまねぎ	40 g	塩	0.2 g
にんじん	40 g	こしょう	（少々）
A：水	150 g	油	3 g
ローリエ	1枚		

作り方
① たまねぎはくし型に切り、にんじんは乱切りにする。
② 豚肉は一口大に切る。
③ 鍋に油を入れて熱し、②を入れて強火で炒め、①を加えて炒め合わせ、全体に油が回ったところでAを加え、中火で煮る。
④ ③の野菜が煮えたらBを加えて混ぜながら溶かし、とろみをつける。
⑤ 皿に温めたたんぱく質調整ごはんを盛り、④をかける。

● カレー粉で辛さの調整を。

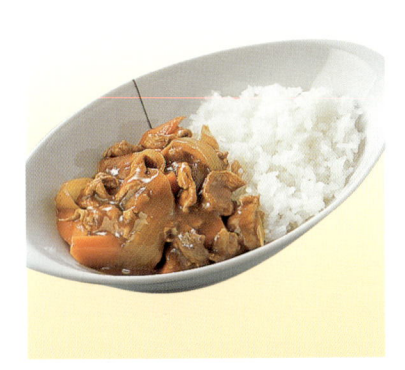

E(kcal)	P(g)	F(g)	食塩(g)
466	10.1	8.9	1.3

牛丼

材料・分量（目安量）

たんぱく質調整ごはん	180 g	A	だし汁	100 g
牛肉（かた）	50 g		しょうゆ	9 g
たまねぎ	30 g		砂糖	4 g
しらたき	30 g		油	3 g
			しょうが甘酢漬	5 g

作り方
① たまねぎは薄切りに，しらたきは沸騰した湯でゆで，ざるに上げて水気をきり，食べやすい長さに切る。牛肉は一口大に切る。
② 鍋に油を入れて熱し，牛肉を強火で炒める。牛肉の色が変わったら，たまねぎを加えて軽く炒め合わせる。Aを入れて強火にかけ，しらたきを加えて煮，味を含ませる。
③ 丼に温めたたんぱく質調整ごはんを盛って②をのせ，しょうがの甘酢漬を添える。

●具にしっかりと味を含ませごはんに盛ります。

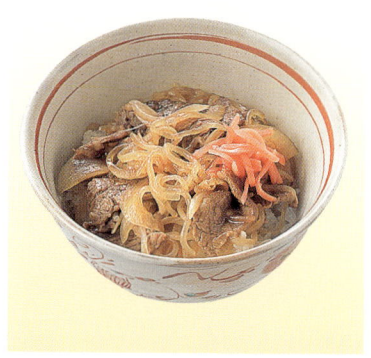

E(kcal)	P(g)	F(g)	食塩(g)
474	10.5	10.5	1.6

ねぎとろ丼

材料・分量（目安量）

たんぱく質調整ごはん	180 g	しょうゆ	6 g
まぐろ（赤身）	50 g	わさび	(少々)
万能ねぎ	10 g	ごま油	1.5 g
ながいも	30 g	韓国のり	(少々)
きゅうり	30 g		

作り方
① まぐろは粗めに切る。万能ねぎは小口切り。
② ながいもときゅうりは1cm弱の角切りにする。
③ ①を合わせ，しょうゆの半分量とわさびを混ぜる。
④ 丼にたんぱく質調整ごはんを盛り付け，軽くもんだ韓国のりをのせ，②を散らし，中央に③を盛り万能ねぎを散らし，残りのしょうゆとごま油をかける。

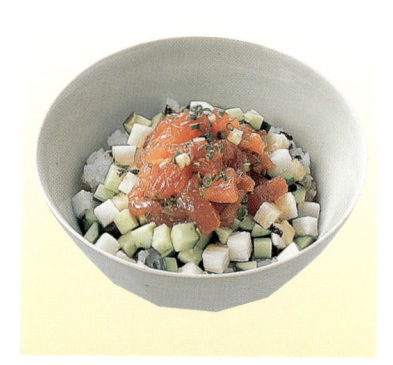

●ながいも，きゅうりでボリュームアップ。

E(kcal)	P(g)	F(g)	食塩(g)
406	15.0	2.4	0.9

スパゲッティナポリタン

材料・分量（目安量）

たんぱく質調整スパゲッティ	100 g	マッシュルーム（生）	20 g
ツナ（缶詰）	45 g	油	8 g
たまねぎ	30 g	ケチャップ	20 g
ピーマン	10 g	塩	0.5 g
		こしょう	(少々)

作り方
① 鍋に湯を沸かし，沸騰したらたんぱく質調整スパゲッティを入れて好みのかたさにゆで，ざるに上げる。
② たまねぎは薄切りにする。ピーマンは細切りにする。生マッシュルームは石づきを切り落として薄切りにする。
③ フライパンに油を入れて熱し，②を入れて強火で炒め，ツナ缶を加える。野菜がしんなりしたら，①を加えて炒め合わせ，ケチャップと塩，こしょうで味付けする。

●野菜は炒め過ぎずしゃきっとした食感を残します。

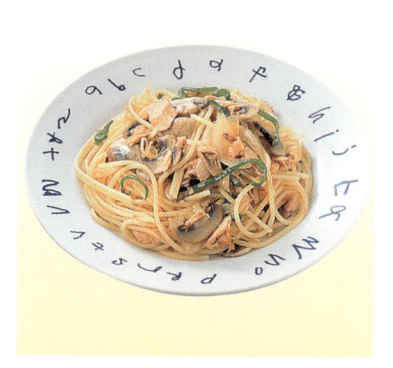

E(kcal)	P(g)	F(g)	食塩(g)
514	10.1	10.7	1.5

組合せ料理例

組合せ料理例

主菜

さわらの照り焼き

材料・分量（目安量）

さわら	40 g		油	6 g
A { しょうゆ	4 g		ししとう	7 g
みりん	4 g		しょうが甘酢漬	10 g
酒	5 g			

作り方

① ボウルにAを入れて混ぜ合わせ，ここにさわらを入れ，10分ほどおいて下味をつける。
② フライパンを熱して油を入れ，さわらの身を下にして入れ，中火で焼く。こんがりと焼き色がついたら裏返し，火を弱めて中まで火を通す。漬けだれを入れ，強火にして味をからめる。
③ ししとうは破裂しないように竹串などで数カ所に穴を開け，フライパンで焼いて，1本を縦半分に切る。さわらを器に盛り，ししとうとしょうが甘酢漬を添える。

● さわらに下味をしっかりとつけます。

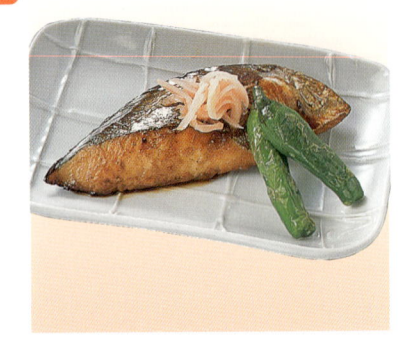

E(kcal)	P(g)	F(g)	食塩(g)
151	8.5	9.9	1.0

あじフライ

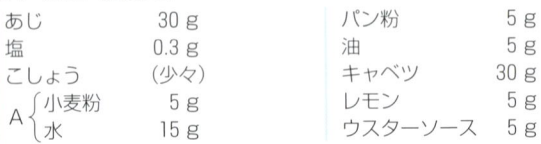

材料・分量（目安量）

あじ	30 g		パン粉	5 g
塩	0.3 g		油	5 g
こしょう	(少々)		キャベツ	30 g
A { 小麦粉	5 g		レモン	5 g
水	15 g		ウスターソース	5 g

作り方

① あじは身側に，塩とこしょうを振っておく。
② Aの小麦粉を分量の水で溶く。
③ あじを②にくぐらせ，パン粉をまぶす。
④ 揚げ油を170℃に熱し，③を入れ揚げる。
⑤ 皿にせん切りキャベツ，あじフライを盛りレモンを添えソースは小皿に入れる。

● カリウムを抑えたい場合は，付け合わせのキャベツはゆでます。

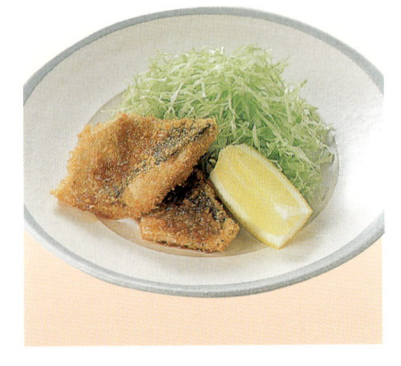

E(kcal)	P(g)	F(g)	食塩(g)
135	7.8	6.6	0.9

ぎんだらの煮付け

材料・分量（目安量）

ぎんだら	55 g		水	80 g
しょうが	(少々)	A { しょうゆ	6 g
オクラ	10 g		酒	3 g
			砂糖	3 g
			粉あめ	5 g

作り方

① 付け合わせのオクラは鍋に沸かした熱湯でゆで，水にとって冷まし半分に切る。
② しょうがは薄切りにする。
③ 鍋にAと②を入れて火にかけ，煮立ったらペーパータオルなどで水気をよくふいたぎんだらを入れる。落としぶたをし，ときどき煮汁をかけながら中火で3～4分煮る。
④ ③を器に盛って煮汁をかけ，煮たしょうがを添えて，①を付け合わせる。

● 粉あめを使いエネルギーアップを。

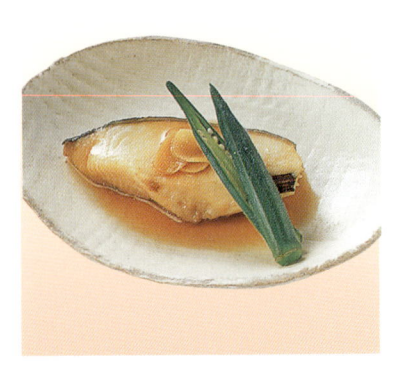

E(kcal)	P(g)	F(g)	食塩(g)
162	7.8	9.6	1.0

腎臓疾患

ほたてとはくさいのミルク煮

材料・分量（目安量）

ほたてがい	35 g	A {	牛乳	40 g
ベーコン	10 g		水	50 g
はくさい	60 g	塩		0.5 g
にんじん	20 g	こしょう		(少々)
油	4 g	B {	かたくり粉	5 g
			水	30 g

作り方

① はくさいは2～3cm幅、にんじんは薄いいちょう切りにする。
② ほたてがいは薄切りにし、ベーコンは1cm幅に切る。
③ 鍋に油を入れて、はくさいの茎の部分、ベーコン、はくさいの葉の部分の順に加えて強火でさっと炒め合わせる。
④ ③にAを加え、煮立ったら中火にしてほたてがいを入れて煮込む。
⑤ ④の野菜が軟らかくなったら、塩とこしょうで味付けする。最後にBを回し入れてとろみをつけ、火を止める。

●ほたてがいは煮込み過ぎないよう注意します。

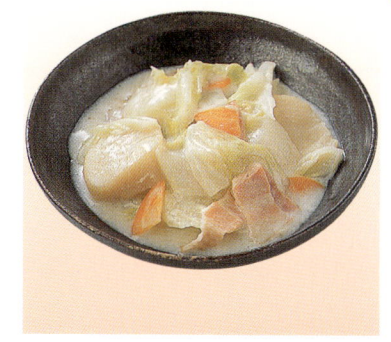

E(kcal)	P(g)	F(g)	食塩(g)
162	7.9	9.8	1.0

牛肉とピーマンの細切り炒め

材料・分量（目安量）

牛肉（もも）	30 g	A {	しょうゆ	2 g
ピーマン	30 g		みりん	2 g
たけのこ（ゆで）	30 g		かたくり粉	2 g
しょうが	2 g	B {	しょうゆ	4 g
油	6 g		みりん	4 g

作り方

① 牛もも肉は5～6mm幅の細切りにする。これをボウルに入れ、Aを加えて10分ほどおいて下味をつける。
② ピーマンは縦半分に切ったものを、端から縦に細く切る。ゆでたけのこも細切りにする。しょうがはみじん切りにする。
③ フライパンに油としょうがを入れて弱火にかけ、香りが出たら牛肉を加えて強火で炒め、ピーマン、たけのこも加えて炒め合わせる。
④ 野菜がしんなりしたらBを加えてひと混ぜし、火を止める。

●肉に下味をしっかりとつけ、野菜はあまり炒め過ぎないようにします。

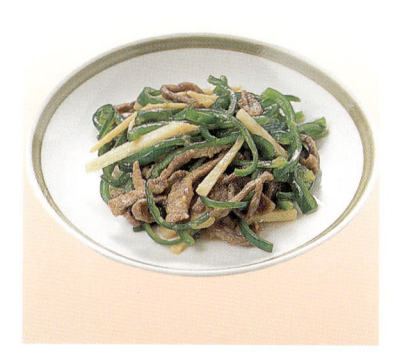

E(kcal)	P(g)	F(g)	食塩(g)
151	8.0	9.1	0.9

牛肉のオイスターソース炒め

材料・分量（目安量）

牛肉（もも）	35 g	A {	しょうゆ	2 g	B {	かき油	3 g
にんじん	25 g		みりん	2 g		しょうゆ	4 g
たまねぎ	40 g		かたくり粉	2 g		酒	3 g
レタス	50 g				油		6 g

作り方

① 牛もも肉は一口大に切る。これをボウルに入れ、Aを加えて10分ほどおいて下味をつける。
② にんじんは3cm長さの短冊切りにする。たまねぎは縦2～3等分に切ったあと、さらに長さを半分に切る。レタスは手で一口大にちぎる。
③ フライパンに油を入れて熱し、牛肉を入れて強火で炒め、にんじん、たまねぎを加えて手早く炒め合わせ、しんなりしたらレタスを加えてひと炒めし、Bを回し入れて全体にからめ、火を止める。

●カリウムを減らす場合は、野菜を水にさらしてから調理します。

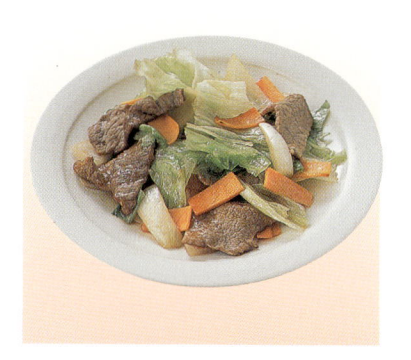

E(kcal)	P(g)	F(g)	食塩(g)
171	8.7	9.6	1.3

組合せ料理例

主菜

牛肉の野菜巻き

材料・分量（目安量）

牛肉（もも）	35 g	油		6 g
塩	0.2 g	A	ウスターソース	3 g
こしょう	（少々）		ケチャップ	3 g
にんじん	30 g		粒入りマスタード	3 g
さやいんげん	25 g	サニーレタス		10 g

作り方

① にんじんは細切りにし，沸騰した湯で軽くゆでる。さやいんげんは筋をとって沸騰した湯でゆで，まな板の上に牛もも肉を1枚ずつ広げて軽く塩とこしょうを振り，牛肉の手前に等分にのせてくるくると巻く。
② フライパンに油を入れて熱し中火で箸で少しずつ転がしながら，全体をこんがりと焼きつける。
③ 牛肉が焼けたら斜め半分に切り，食べやすい大きさに切り，サニーレタスを付け合わせ，Aのソースをかける。

● ソースに辛味が足りない場合はマスタードを追加します。

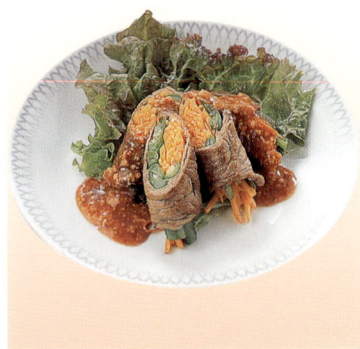

E(kcal)	P(g)	F(g)	食塩(g)
151	8.2	10.0	0.7

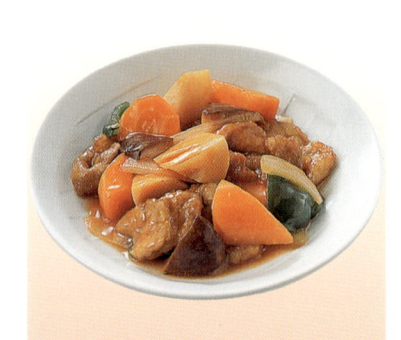

酢豚

材料・分量（目安量）

豚肉（かた）	30 g	A	しょうゆ	2 g	B	ケチャップ	8 g
乾しいたけ	1 g		酒	3 g		酢	10 g
たまねぎ	40 g		しょうが	（少々）		砂糖	3 g
たけのこ（ゆで）	20 g	かたくり粉		2 g	油		3 g
にんじん	20 g	油（揚げ油）		2 g	C	水	30 g
ピーマン	10 g	B	水	50 g		かたくり粉	2 g
			しょうが	4 g			

作り方

① しいたけは水につけて戻しいちょう切り，たまねぎは縦3〜4等分して横に半分に切り，ゆでたけのこは乱切りにする。にんじんとピーマンは一口大の乱切りにし，鍋に沸かした熱湯でいっしょに1〜2分ゆで，ざるに上げる。
② 豚肉はそぎ切りにしボウルに入れ，Aを加えて全体にからめ下味をつけ，かたくり粉を薄くまぶしつけ，揚げ油で揚げる。
③ フライパンに油を入れて熱し，しいたけとたまねぎを入れて中火で炒める。たまねぎがしんなりしたら，にんじんとピーマンを加えて炒め合わせ②とBを加え，ひと煮立ちしたらCを回し入れてとろみをつける。

● 酸味が足りない場合は酢を増やすことも可能です。

E(kcal)	P(g)	F(g)	食塩(g)
176	8.0	8.0	1.2

豚肉のしょうが焼き

材料・分量（目安量）

豚肉（もも）	35 g	油	5 g
しょうが汁	（少々）	キャベツ	30 g
A しょうゆ	3 g	ミニトマト	10 g
酒	5 g	マヨネーズ	7 g
こしょう	（少々）		

作り方

① しょうがはすりおろし，小さなボウルにAとともに入れ，混ぜ合わせる。
② 豚もも肉は半分に切る。
③ フライパンに油を入れて熱し，②を広げて強火で焼く。両面に焼き色がついたら中火にして①を加え，汁を煮詰めながら豚肉を返して味をからめる。
④ 器に盛り，せん切りキャベツとミニトマトを付け合わせ，マヨネーズを添える。

● 豚もも肉は脂身の少ない肉を選びます。

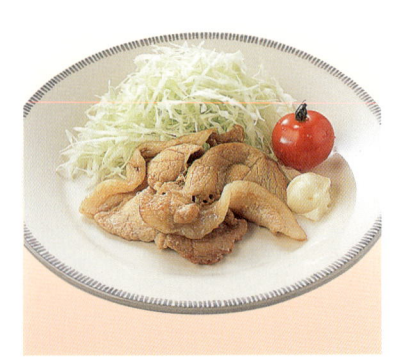

E(kcal)	P(g)	F(g)	食塩(g)
170	8.3	13.1	0.6

腎臓疾患

ゆで豚の中華ドレッシング和え

材料・分量（目安量）

豚肉（ロース）	30 g	A ｛ しょうゆ	4 g
もやし	50 g	酢	6 g
かいわれだいこん	20 g	ごま油	8 g
		レモン	10 g

作り方

① 豚ロース肉は2〜3等分に切り、沸騰した湯に1枚ずつ広げて入れ、ゆでて氷水にとり、ざるに上げて水気をきっておく。
② もやしは沸騰した湯でゆで、ざるに上げて水気をきる。
③ かいわれだいこんは根元を切り落とす。
④ 小さなボウルにAを入れ、よく混ぜ合わせて中華ドレッシングを作る。
⑤ ボウルに①と②、③を入れ、④を加えて和える。
⑥ 器に盛り、小さく切ったレモンを添える。

● ごま油の風味でおいしく減塩できます。

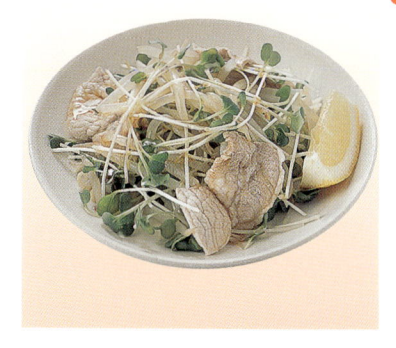

E(kcal)	P(g)	F(g)	食塩(g)
157	8.2	11.7	0.6

鶏肉のじぶ煮

材料・分量（目安量）

鶏肉（もも・皮つき）	40 g	A ｛ だし汁	150 g
かたくり粉	2 g	しょうゆ	6 g
にんじん	30 g	塩	0.2 g
長ねぎ	30 g	酒	5 g
しめじ	20 g	ごま油	4 g
万能ねぎ	2 g		

作り方

① にんじんは5mm厚さの半月切り、長ねぎは1cm斜めスライスにする。しめじは根元を切り落とし小分けにする。万能ねぎは小口切りにする。
② 鶏もも肉は一口大の食べやすい大きさにそぎ切りにする。
③ 鍋にAを入れて強火で煮立て、鶏肉にかたくり粉を薄くまぶし加える。
④ 鶏肉の表面が白くなったら、にんじん、長ねぎ、しめじを加えて中火で煮る。野菜が軟らかくなったら、ごま油を加えて混ぜ合わせ、火を止める。器に盛り、万能ねぎを散らす。

● わさびを添えると、よりおいしく仕上がります。

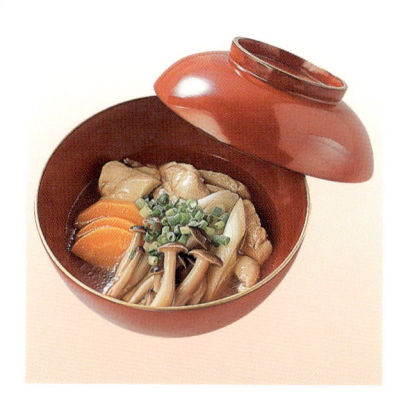

E(kcal)	P(g)	F(g)	食塩(g)
160	8.3	9.8	1.3

鶏肉のホイル焼き

材料・分量（目安量）

鶏肉（もも・皮つき）	45 g	ぎんなん（ゆで）	5 g
えのきたけ	10 g	A ｛ 塩	0.5 g
生しいたけ	10 g	こしょう	（少々）
たまねぎ	20 g	酒	5 g
にんじん	10 g	バター	5 g

作り方

① 生しいたけは石づきを切り落として細切りにし、えのきたけは根元を切り落として小分けにする。
② たまねぎは薄切りに、にんじんは花型で抜き軽くゆでる。鶏肉は一口大に切る。
③ アルミ箔を20cm角位に切って広げ、真ん中にバターを塗り、①、②、ぎんなんをのせ、Aを振りかけてきっちりと包み込む。
④ 温めておいたオーブントースターに③を入れ、10〜15分焼く。

● オーブントースターで手軽に調理できます。

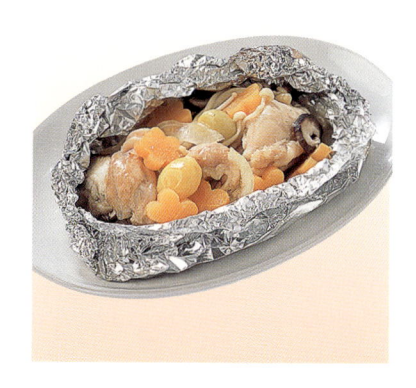

E(kcal)	P(g)	F(g)	食塩(g)
156	8.4	10.5	0.6

組合せ料理例

組合せ料理例

主菜

筑前煮

材料・分量（目安量）

鶏肉（むね・皮つき）	30 g	油	5 g
乾しいたけ	1 g	さやえんどう	5 g
ごぼう	30 g	だし汁	100 g
にんじん	20 g	酒	5 g
たけのこ（水煮缶詰）	20 g	砂糖	3 g
こんにゃく	50 g	しょうゆ	8 g

作り方

① しいたけは水につけて戻し，ごぼうとにんじん，ゆでたけのことともに乱切りにする。こんにゃくは，2〜3cm角に切り湯でさっと下ゆでする。
② 鶏むね肉は一口大に切り，鍋に油を入れて熱し，強火で炒める。鶏肉の色が変わったら，①を加えて炒め合わせだし汁を加え，煮立ったら酒と砂糖を加えて弱火にし，煮汁が少なくなるまで煮る。最後にしょうゆを加え，煮汁をからませるようにいり煮にして仕上げる。ゆでたさやえんどうを添える。

●油を使いエネルギーをアップします。

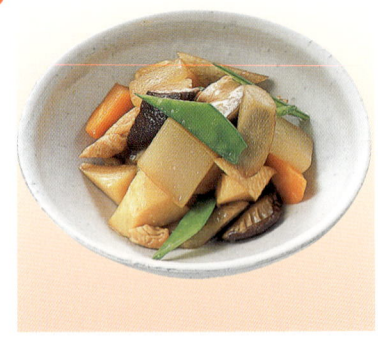

E(kcal)	P(g)	F(g)	食塩(g)
167	8.4	8.7	1.3

厚揚げと野菜のみそ炒め

材料・分量（目安量）

厚揚げ	50 g	A	しょうが	3 g
乾しいたけ	1 g		にんにく	2 g
キャベツ	70 g		赤とうがらし（少々）	
にんじん	20 g	B	みそ	6 g
にら	10 g		酒	7 g
油	5 g		しょうゆ	3 g
			みりん	3 g

作り方

① 乾しいたけは水で戻し，石づきを切り落として薄切りにする。キャベツは2〜3cm角に，にんじんは2〜3mm厚さのいちょう切りにする。にらは2〜3cm長さに切る。
② 厚揚げは熱湯を回しかけて油抜きをし，5mm厚さに切る。
③ フライパンに油とAを入れて，香りが出たら②と①を入れて手早く炒め合わせ，混ぜ合わせたBを加えて全体にからめ，火を止める。

●辛味はとうがらしで調整します。

E(kcal)	P(g)	F(g)	食塩(g)
181	7.9	11.3	1.2

マーボー豆腐

材料・分量（目安量）

木綿豆腐	80 g	A	にんにくみじん切り（少々）	酒	5 g
豚ひき肉	15 g		テンメンジャン 6 g	中華だし	60 g
油	4 g		トウバンジャン 1.5 g	長ねぎ	10 g
ピメント	40 g		しょうゆ 6 g	かたくり粉	1 g
			砂糖 1.5 g	油	1 g

作り方

① 豆腐は2cm角に切り，ざるにあげて水気をきる。
② ねぎは粗めのみじん切りにする。ピメントは豆腐と同じ位に乱切りにする。
③ Aは混ぜ合わせておく。
④ 油を熱してひき肉をほぐすように炒める。火から外して③とピメントを入れて中火で焦がさないように炒め，香りが出てきたら中華だしと調味料を入れる。
⑤ 沸騰したら①を入れ，再沸騰したらねぎを加え，弱火にして水溶きかたくり粉でとろみをつける。油を入れてざっと混ぜ，器に盛る。

●最後に加える油をラー油にしてもおいしく仕上がります。

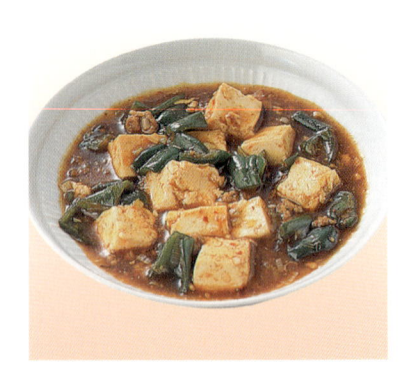

E(kcal)	P(g)	F(g)	食塩(g)
185	10.0	11.0	1.7

たまごと野菜炒め

材料・分量（目安量）

卵	60 g		しょうゆ	4 g
にんじん	20 g	A	だし汁	5 g
キャベツ	40 g		塩	0.2 g
しめじ	20 g		こしょう	(少々)
油	6 g			

作り方
① キャベツは2cm角に，にんじんは薄い短冊切りにする。
② しめじは小分けにする。
③ 卵はボウルに入れて溶きほぐす。
④ フライパンに油の半量を入れて①と②を軽く炒め，残りの油を入れて卵を加え，Aで味付けする。

●カリウムを減らしたい場合は野菜を軽くゆでます。

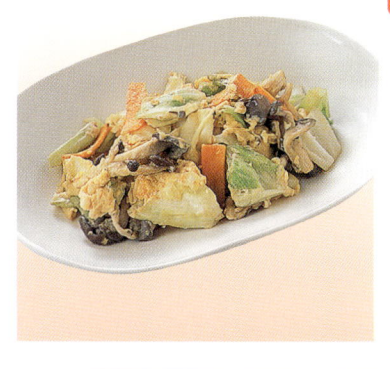

E(kcal)	P(g)	F(g)	食塩(g)
169	8.9	12.4	1.0

なすと鶏ひき肉のはさみ焼き

材料・分量（目安量）

なす	70 g	塩		0.2 g
鶏ひき肉	35 g	かたくり粉		2 g
長ねぎ	10 g	油		8 g
しょうが	2 g	A	しょうゆ	4 g
青じそ	1.5 g		だし汁	5 g

作り方
① なすは皮つきのまま半分に切り，さらにへたを落とさず半分に割る。長ねぎ，しょうが，青じそは，それぞれみじん切りにする。
② ボウルに鶏ひき肉，塩と長ねぎ，しょうが，青じそを入れ，練り混ぜる。
③ なすの間の片面にかたくり粉をまぶし，②をそれぞれ半量ずつ挟む。
④ フライパンに油を入れて熱し③を焼く。水50gを入れフライパンにふたをして，蒸し焼きにする。
⑤ ④を盛り，よく混ぜたAをかける。

●鶏肉のボリュームをなすでカバーしました。

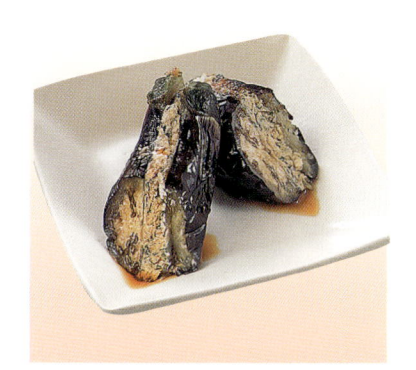

E(kcal)	P(g)	F(g)	食塩(g)
161	8.5	11.0	0.9

肉だんごの甘酢ソース和え

材料・分量（目安量）

豚ひき肉	40 g	生しいたけ	10 g		しょうゆ	5 g	油	4 g
長ねぎ	10 g		酒	5 g	B	砂糖	2 g	
しょうが	3 g	A	塩	0.2 g		酢	5 g	
ピーマン	20 g		こしょう	(少々)	かたくり粉	3 g		
たまねぎ	30 g		かたくり粉	3 g	水	30 g		

作り方
① ピーマンは食べやすい大きさに乱切り，たまねぎはくし型切り，生しいたけは石づきを切り落として小さめのそぎ切りにする。
② ボウルに豚ひき肉とみじん切りにした長ねぎ，しょうが，Aを入れて練りまぜ，一口大のだんご状に丸める。これを沸騰した湯に落とし入れ，浮き上がってきたら皿にすくい上げ，湯をきっておく。
③ フライパンに油を入れて熱し，強火で①をさっと炒めたら，②を加えて炒め合わせる。ピーマンがややしんなりしたら，混ぜ合わせたBを加えて味付けする。水溶きかたくり粉を回し入れ，とろみをつける。

●うす味をさっぱりとした酢味と甘味で補った一品です。

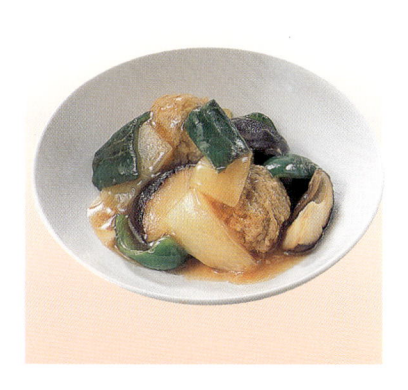

E(kcal)	P(g)	F(g)	食塩(g)
185	8.7	10.2	1.0

主菜

組合せ料理例　59

組合せ料理例

副菜

ニョッキのトマトソース

材料・分量（目安量）

じゃがいも	50 g	A	砂糖	2 g
小麦粉	10 g		赤ワイン	5 g
油	2 g		黒こしょう	少々
トマト（缶詰・ホール）	50 g	パルメザンチーズ		1 g
		パセリ		1 g

作り方

① じゃがいもは乱切りにして水にさらし，沸騰した湯で竹串がスッと通るようになるまでゆで湯をきり，ボウルに入れて熱いうちにつぶし，粉ふるいでふるった小麦粉と油を加えてよく練る。
② 沸騰した湯に①を小さく丸めて中央を押して，強火でゆでる。浮き上がってきたら，すくい上げて湯をきる。
③ 別の鍋にトマトをつぶし入れ，Aを加えて中火で煮詰める。
④ ③に②を入れてひと煮し，皿に盛り粉チーズを振りかけ，パセリを散らす。

● トマト風味でさっぱりと仕上げます。

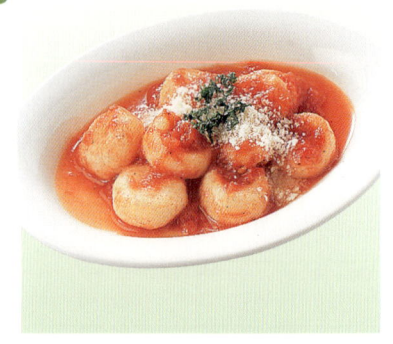

E(kcal)	P(g)	F(g)	食塩(g)
120	2.5	2.6	0.4

ぜんまいの煮付け

材料・分量（目安量）

ぜんまい（ゆで）	50 g	だし汁	50 g	
こんにゃく	30 g	しょうゆ	4 g	A
油揚げ	10 g	酒	6 g	
ごま油	3 g	砂糖	3 g	

作り方

① ぜんまいは4cm長さに切る。
② こんにゃくは細めの短冊切りにし，沸騰した湯でゆでてざるに上げる。
③ 油揚げはざるにのせ，熱湯をかけて油抜きし，細切りにする。
④ 鍋にごま油を入れ①，②，③を炒め，Aを入れて弱めの中火で汁気がほぼなくなるまで煮る。

● こんにゃくを増やしてボリュームアップもできます。

E(kcal)	P(g)	F(g)	食塩(g)
100	3.0	6.5	0.6

じゃがいもツナサラダ

材料・分量（目安量）

じゃがいも	40 g	A	マヨネーズ	5 g
たまねぎ	20 g		酢	3 g
ツナ（缶詰）	10 g		練りからし	少々
		パセリ（少々）		

作り方

① じゃがいもはゆでて，熱いうちにつぶし冷ます。
② たまねぎはスライスし水にさらし，ざるにとる。
③ ①，②にツナ缶，Aを混ぜ合わせ，パセリを散らす。

● 酢はりんご酢などのフルーツビネガーを使うと一味違った味を楽しめます。

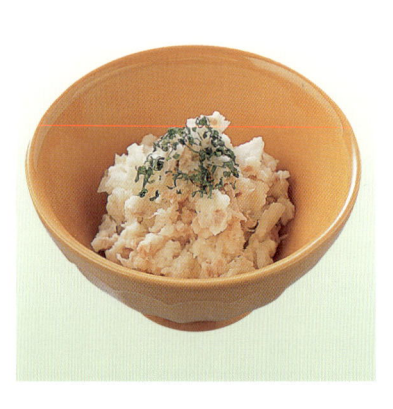

E(kcal)	P(g)	F(g)	食塩(g)
103	2.8	6.2	0.2

クラムチャウダー

材料・分量（目安量）

あさり	20 g（正味）	水	150 g
たまねぎ	50 g	固形コンソメ	1 g
にんじん	20 g	かたくり粉	2 g
油	3 g	牛乳	50 g
スイートコーン（ホール・冷凍）		塩	0.3 g
	10 g	こしょう	（少々）

作り方
① あさりは砂をはかせ，殻をこすり合わせるようにして洗う。
② たまねぎとにんじんは，小さなさいの目に切る。
③ 鍋に油を入れて熱し，②を中火で炒める。スイートコーンと固形コンソメと水を加え煮立ったら①を入れる。
④ あさりの口が開いたら牛乳にかたくり粉を入れひと煮立ちさせ，塩とこしょうで調味する。

● 食塩量を抑える場合は塩を使用しません。

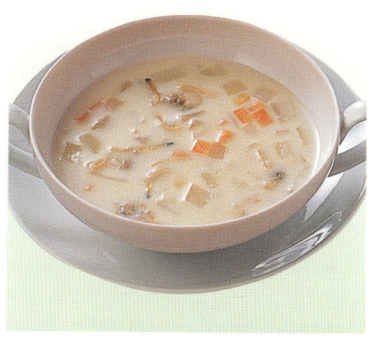

E(kcal)	P(g)	F(g)	食塩(g)
112	3.9	5.2	1.2

ツナとキャベツのソテー

材料・分量（目安量）

ツナ（缶詰）	10 g	油	5 g
キャベツ	50 g	しょうゆ	6 g
まいたけ	20 g	トウバンジャン	2 g

作り方
① キャベツはざく切りにする。まいたけは小分けにする。
② フライパンに油を入れ熱し①を炒め，ツナも加え炒める。
③ ②にしょうゆ，トウバンジャンを入れ，味を調える。

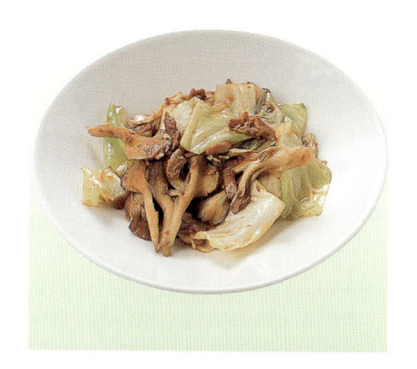

● 食塩量を抑える場合は，しょうゆは減塩しょうゆを使います。

E(kcal)	P(g)	F(g)	食塩(g)
93	3.7	7.5	1.3

レタスとかにの炒め物

材料・分量（目安量）

レタス	50 g	塩		0.2 g
ずわいがに（水煮缶詰）	15 g	酒		5 g
はるさめ	10 g	A	かたくり粉	2 g
油	5 g		水	10 g

作り方
① レタスは手で一口大にちぎる。
② はるさめは熱湯でさっとゆで食べやすい大きさに切る。
③ フライパンに油を入れ熱し，缶汁を切って粗く身をほぐしたかにを入れ，強火でさっと炒め①，②を加え，塩，酒を加える。
④ レタスが少ししんなりしたらAを加え，とろみをつけ火を止める。

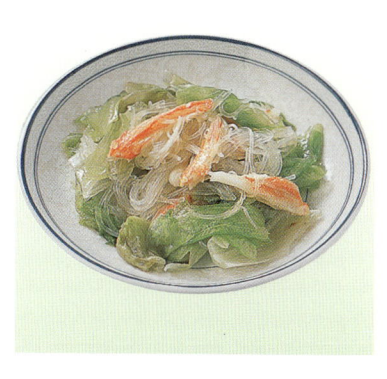

● エネルギーを増やしたい場合ははるさめを増やします。

E(kcal)	P(g)	F(g)	食塩(g)
110	2.8	5.2	0.5

組合せ料理例

副菜

野菜のミニグラタン

材料・分量（目安量）

カリフラワー	30 g	小麦粉	3 g
アスパラガス	20 g	牛乳	30 g
たまねぎ	10 g	水	20 g
にんじん	10 g	塩	0.3 g
バター	7 g	こしょう	(少々)

作り方
① カリフラワーは小房に分け，アスパラガスは3 cm位に切り軽くゆでる。たまねぎは薄切り，にんじんはいちょう切りにする。
② フライパンにバターを入れて弱火にしてバターが溶けたら小麦粉を振り，しっとりしてきたら牛乳と水を加え，塩，こしょうを加える。
③ グラタン皿に①を入れ②をかけ，オーブントースターで焼く。

●ほかの野菜でもアレンジしてみましょう。

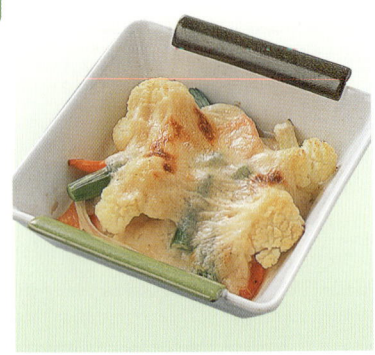

E(kcal)	P(g)	F(g)	食塩(g)
103	2.9	7.0	0.5

にらたまご

材料・分量（目安量）

にら	40 g	塩	0.3 g
卵	20 g	油	7 g

作り方
① にらは3～4 cm長さに切る。
② フライパンに油を入れて熱し，強火で①を炒める。にらがしんなりしてきたら溶き卵を回し入れ，たまごの表面が固まりかけたら大きくかき混ぜ，塩を振って味付けし，火を止める。

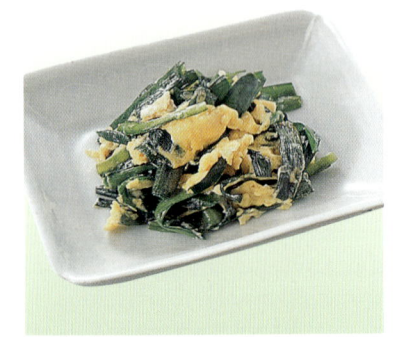

●手軽な一品です。にらをほかの野菜に代えてアレンジを楽しみましょう。

E(kcal)	P(g)	F(g)	食塩(g)
103	3.1	9.2	0.4

野菜のホイル焼き

材料・分量（目安量）

こまつな	30 g	油	3 g
にんじん	20 g	うずら卵	13 g
たまねぎ	20 g	バター	3 g
えのきたけ	10 g	塩	0.2 g

作り方
① こまつなはゆでてしぼり，2 cmに切る。
② にんじんはせん切り，たまねぎは薄く切る。えのきたけは2 cmの長さに切る。
③ アルミ箔を材料を包める位の大きさに切り，油をぬり，①，②を色どりよくのせ，うずら卵を割り落とす。
④ ③にバターをのせ塩を振り，アルミ箔をきちんと閉じてオーブントースターに入れ5分焼く。

●うずら卵を絹ごし豆腐30 gに変えると，別の一品になります。（豆腐を1 cm角に切り散らす）

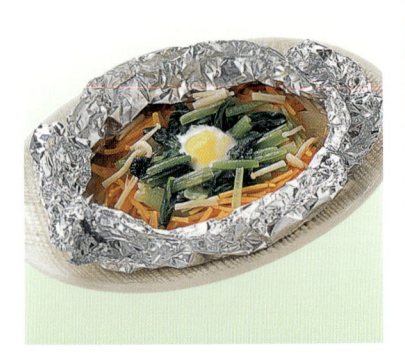

E(kcal)	P(g)	F(g)	食塩(g)
94	2.7	7.3	0.3

だいこんのくず煮

材料・分量（目安量）

だいこん	55 g	A { だし汁 100 g	B { かたくり粉 2 g
だいこん葉	5 g	酒　　 5 g	水　　 15 g
		みりん 2 g	
		塩　　 0.8 g	

作り方
① だいこんは5mm厚さのいちょう切りにする。
② だいこんの葉は小口切りにし，沸騰した湯でさっとゆで，ざるに上げて水気をきっておく。
③ 鍋にAを入れて火にかけ，煮立ったら①を入れて弱火で煮る。
④ ③の煮汁が少なくなってきたら，混ぜ合わせたBを回し入れてとろみをつけ，②を加えて火を止める。

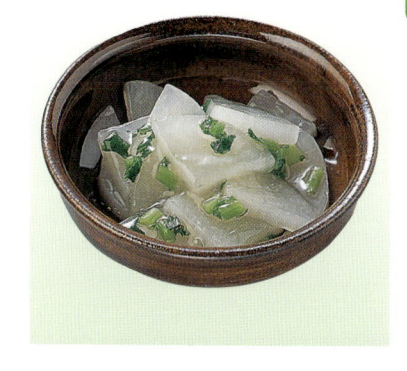

● だいこんはかぶにしてもおいしくできます。

E(kcal)	P(g)	F(g)	食塩(g)
30	0.7	0.1	0.9

なます

材料・分量（目安量）

だいこん	50 g	A { 酢　　 7 g
にんじん	10 g	砂糖　 3 g
塩	0.2 g	塩　　 0.3 g
		いりごま 1 g

作り方
① だいこん，にんじんはマッチ棒状に切る。塩を振りしんなりさせる。
② ボウルにAを混ぜ合わせ①をしぼって入れる。
③ 最後にごまを振る。

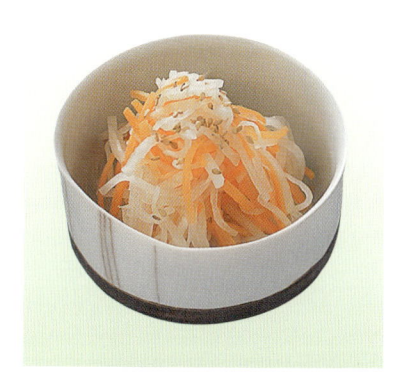

● カリウム制限があるときは，野菜をゆでて煮なますに。

E(kcal)	P(g)	F(g)	食塩(g)
33	0.5	0.6	0.5

こまつなのナムル

材料・分量（目安量）

こまつな	40 g	いりごま 1 g
A { しょうゆ 3 g		
ごま油　 2 g		

作り方
① こまつなは，沸騰した湯でゆで，水にとって冷まし，食べやすい長さに切る。
② ボウルにAを入れてよく混ぜ，ここに①を入れて和える。
③ ②を器に盛り，いりごまを散らす。

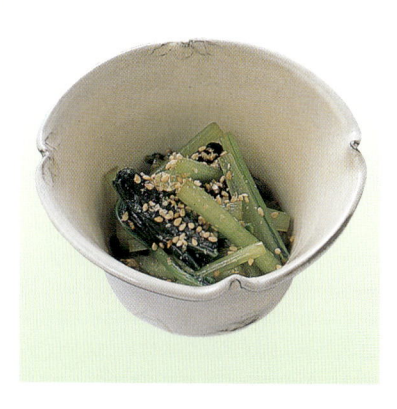

● チンゲンサイやしゅんぎく，もやしなどでも応用できます。

E(kcal)	P(g)	F(g)	食塩(g)
32	1.0	2.6	0.4

副菜

組合せ料理例

組合せ料理例

副菜

ふきの煮物

材料・分量（目安量）

ふき	70 g

A ｛ だし汁　100 g / しょうゆ　5 g / 酒　5 g / 砂糖　3 g

作り方
① ふきは3〜4cm長さに切る。
② 鍋にAを入れて火にかけ，煮立ったら①を入れて弱火で煮る。

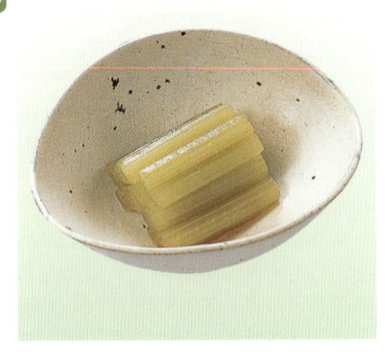

E(kcal)	P(g)	F(g)	食塩(g)
28	0.9	0.0	0.9

● 春先に食べたいメニューです。

プチトマトのサラダ

材料・分量（目安量）

ミニトマト（赤）30 g
ミニトマト（黄）30 g
たまねぎ　10 g

A ｛ 酢　5 g / しょうゆ　3 g / 砂糖　2 g / 塩　0.3 g / こしょう　(少々)

青じそ　0.5 g

作り方
① ミニトマトはいずれもへたをとり，半分に切る。
② たまねぎはみじん切りにして水にさらし，よく水気をしぼっておく。
③ Aを小さなボウルに入れてよく混ぜ，②も加えてドレッシングを作る。
④ 器に青じそを敷き，①を盛り付け③をかける。

E(kcal)	P(g)	F(g)	食塩(g)
33	1.0	0.1	0.7

● カラフルトマトが色彩かに食欲をそそります。

さらしたまねぎの削り節かけ

材料・分量（目安量）

たまねぎ　40 g
かつお節　0.3 g
万能ねぎ　3 g

A ｛ しょうゆ　3 g / 酢　5 g / 砂糖　2 g

作り方
① たまねぎは，端からなるべく薄く切り，ボウルに入れたたっぷりの水にさらす。
② 小さなボウルにAを入れ，よく混ぜ合わせておく。
③ 器に①を盛り，かつお節をのせて万能ねぎを散らし，②を回しかける。

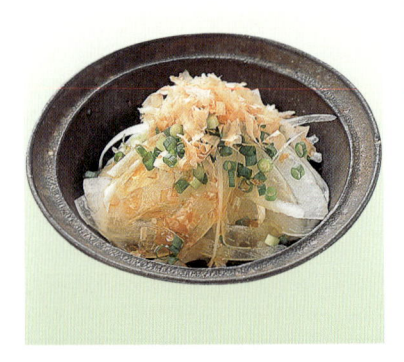

E(kcal)	P(g)	F(g)	食塩(g)
29	0.9	0.1	0.4

● サッとすぐにできあがり。

副菜

はくさいとオレンジのサラダ

材料・分量（目安量）

はくさい	60 g
ネーブル	30 g
A { うすくちしょうゆ	3 g
レモン（果汁）	5 g
砂糖	2 g
塩	0.2 g
こしょう	（少々）
パセリ	（少々）

作り方

① はくさいは茎と葉の部分に切り分け，茎は横に5mm幅の細切りにし，葉はざく切りにする。
② ネーブルは薄皮をむいて果肉をとり，一口大にする。
③ ボウルにAを入れてよく混ぜ合わせ，ノンオイルドレッシングを作る。
④ ③に①と②を入れて和え，器に盛ってパセリを散らす。

● うすくちしょうゆを使用しなければ食塩0.5g減らせます。

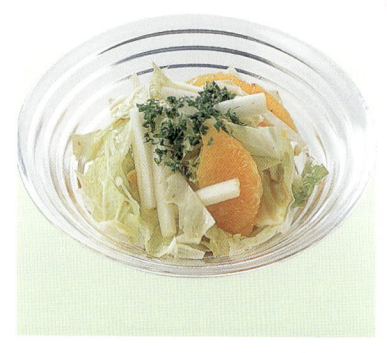

E(kcal)	P(g)	F(g)	食塩(g)
33	0.9	0.1	0.7

れんこんのカレー風味

材料・分量（目安量）

れんこん	35 g
A { 酢	5 g
砂糖	2 g
塩	0.3 g
カレー粉	1 g
だし汁	5 g

作り方

① れんこんは薄い半月切りにして水にさらし，酢少々（分量外）を加えた熱湯でさっとゆで，ざるに上げる。
② Aをボウルに入れてよく混ぜ合わせ，①を熱いうちに漬け込む。

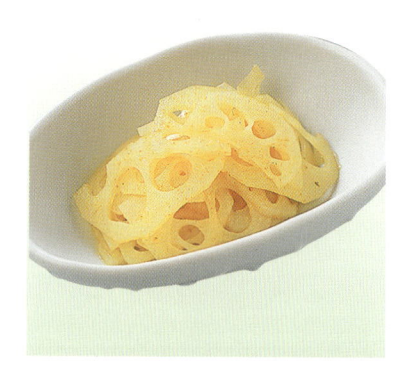

● カレー風味で食べやすくしました。

E(kcal)	P(g)	F(g)	食塩(g)
37	0.8	0.2	0.3

もやしのソテー

材料・分量（目安量）

もやし	30 g	塩	0.3 g
しめじ	15 g	こしょう	（少々）
油	3 g		

作り方

① もやしはひげ根をつみとり，しめじは根元を切り落とし，小分けにする。
② フライパンに油を熱し，強火で①を炒め合わせる。もやしがややしんなりしたら塩とこしょうで味付けし，火を止める。

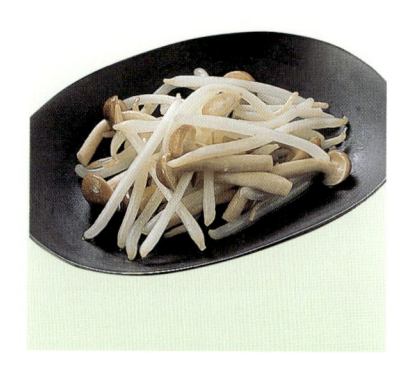

● すぐにできる一品です。

E(kcal)	P(g)	F(g)	食塩(g)
34	0.9	3.0	0.3

組合せ料理例

組合せ料理例

デザート・間食

くずきりの黒蜜かけ

材料・分量（目安量）

くずきり	15 g	砂糖	5 g
黒砂糖	10 g	水	15 g

作り方
① くずきりをゆでる。
② 黒砂糖，砂糖，水を鍋に入れ，煮詰めて蜜を作る。
③ くずきりに②をかける。

●黒蜜で風味良く仕上げます。

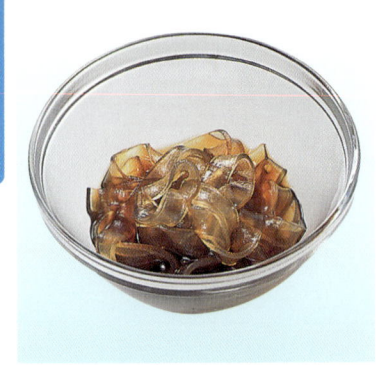

E(kcal)	P(g)	F(g)	食塩(g)
108	0.2	0.0	0.0

ウーロン茶のしょうが風味ゼリー

材料・分量（目安量）

ウーロン茶	100 g	しょうが	3 g
寒天	1 g	ホイップクリーム	5 g
砂糖	5 g	砂糖	3 g
粉あめ	13 g		

作り方
① 寒天は水でもどし，ウーロン茶100 gで煮溶かし，砂糖5 g，粉あめの1/2量を入れる。
② しょうがをみじん切りにし，粉あめの半量で煮詰める。
③ ①②を型に入れ冷やし固める。
④ ホイップクリームに砂糖3 gを加えて泡立て，ゼリーの上に添える。

●紅茶，コーヒーでもおいしくできます。

E(kcal)	P(g)	F(g)	食塩(g)
103	0.2	1.8	0.0

いちじくのコンポート

材料・分量（目安量）

いちじく	70 g	水	100 g
砂糖	5 g	レモン（果汁）	3 g
粉あめ	13 g	ミント葉	（適宜）

作り方
① いちじくは縦半分に切る。
② 鍋に，①，砂糖，粉あめ，水を入れて煮る。
③ 最後にレモン汁をかけ冷やす。
④ 器に盛り，ミントを飾る。

●カリウムが高いときは，一度ゆで汁を捨ててから調味料を入れます。

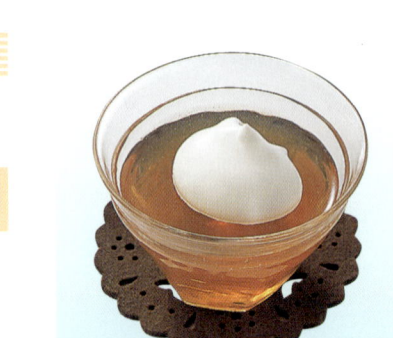

E(kcal)	P(g)	F(g)	食塩(g)
108	0.4	0.1	0.0

腎臓疾患

透 析

| 透析の医学 | 68 |

医師：田中　明（女子栄養大学）

| 栄養食事療法 | 72 |

管理栄養士：長浜幸子（相模女子大学）

| 食事計画｜献立例 | 76 |

管理栄養士：長浜幸子（相模女子大学）

| 組合せ料理例 | 88 |

管理栄養士：長浜幸子（相模女子大学）

透析の医学

Ⅰ. 透析療法の概要

❶ 透析療法とは

腎不全の進行により一般的治療では老廃物排泄や体液の恒常性を維持できなくなった場合に適応になります。透析膜（半透膜）を介して血液と透析液を接触させ，腎機能低下により蓄積した物質（水分，クレアチニン・尿素窒素などの老廃物，ナトリウム，カリウム，リンなど）を血液から透析液に排泄し，逆に透析液から血液に必要な物質（カルシウム，重炭酸イオンなど）を吸収します。主な透析療法には，透析膜に人工膜を用いる血液透析と腹膜を用いる腹膜透析があります*1。

❷ 血液透析

1．血液透析とは

血液は透析器（ダイアライザー）を通過する際に透析膜を隔てて透析液と接し，蓄積した老廃物は拡散（濃度差）により透析液に移動します。

また，体内の過剰の水分は透析液側に陰圧をかけることにより（限外ろ過）透析液に移動します。

透析膜はセルロース系の天然素材や合成高分子系のものが使われていますが，各自に適したものが選択されます。透析液は体内蓄積物を取り除き，必要な物質を補うような組成になっています*2。

効率よく血液透析を行うには150〜300 m*l*/分の血液流量が必要で，そのために利き腕の反対側の前腕に，皮静脈と動脈の間に動静脈シャント（内シャント）を作成し，その静脈に2カ所穿刺して血液の取り出し口，返し口とします。血管の発達には2週間以上かかるので，透析導入前1〜3カ月前に内シャントを作ります。実際の血液透析は1回4〜5時間，週に2〜3回の頻度で，ほとんどの場合透析クリニックで行われます。透析時には抗凝固の目的でヘパリンを持続的に投与します。

2．血液透析の合併症

⓵ 不均衡症候群

透析導入期に悪心，嘔吐，頭痛，痙攣などを起こすことがあります。血中の蓄積物質が透析により急激に除去されるために，血液と脳組織の間に物質濃度（浸透圧）較差を生じ血液から脳組織に水分が移動すること（脳浮腫）によって，不均衡症候群が起こります。症状は可逆的で透析後数時間から1日で消失します。透析速度をゆっくりとすることで予防されます。

⓶ 腎性貧血

腎機能障害によるエリスロポエチン分泌低下は骨髄の赤血球生成を低下さ

*1 2007年末日本全国で27万5,119人における透析療法は血液透析が全体の96.7％，腹膜透析が3.4％。透析導入患者は3万6,909人（2007年）で毎年増加している。原因疾患は糖尿病腎症が43.4％で1位，以下，慢性糸球体腎炎（24.0％），腎硬化症（10.0％）の順である（日本透析医学会調べ）。

*2 カリウム濃度は血液よりも低めで，リン，クレアチニン，尿素，尿酸などは含まない。カルシウム，重炭酸濃度は血中よりも高くなっている。

せ，正球性正色素性貧血を起こします。

3 骨代謝異常（腎性骨異栄養症）

腎不全ではビタミン D の活性化障害による血清カルシウム低下を生じます。この異常は透析では改善できません。低カルシウム血症は 2 次性副甲状腺機能亢進症を起こします。副甲状腺ホルモンは骨からカルシウム，リンの血中への溶出を促進し，骨軟化症，骨粗鬆症，組織のカルシウム沈着を起こします。

4 透析アミロイドーシス

β2 ミクログロブリンは分子量が大きいため透析で十分に除去できません。長期の透析でβ2 ミクログロブリンはアミロイド線維となり，組織に沈着して手根管症候群などの関節障害などを起こします。これを透析アミロイドーシスといいます。

5 高血圧

水分貯留による高血圧は透析により改善しますが，レニン・アンジオテンシン・アルドステロン系の亢進による高血圧は改善しません。

6 低血圧

透析中の徐水に伴って血圧が急に低下することがあります。透析間の体重増加を抑制して*3，透析による徐水量を少なくすることが大事です。透析中の食事摂取は血液循環量を減らし低血圧の原因になります。

*3 透析間の体重増加は標準体重の 5％以内を目標とする。

7 動脈硬化性疾患

透析患者は高血圧，脂質異常症など動脈硬化危険因子を合併し，高率に虚血性心疾患や脳血管障害を起こします。

8 皮膚掻痒症

70〜80％の透析患者で合併します。透析膜との接触の際に生じる物質が原因と考えられています。予防には皮膚の乾燥を避けるようにします。

9 感染症

透析をすると感染に対する抵抗力低下を認めます。B 型，C 型肝炎ウイルス感染の頻度も高率です。

3．透析患者の予後

日本透析医学会の統計によると，2007 年の透析患者の死亡者数は 2 万 5,237 人で毎年増加しています。理由として高齢者と糖尿病腎症の増加が指摘されています。2007 年の透析患者の死亡原因は心不全（24.0％），感染症（肺炎などで 18.9％），脳血管障害（9.0％），悪性腫瘍（9.2％）でした。

❸ 腹膜透析

1．腹膜透析とは

腹膜を透析膜として使用する方法です。カテーテルを介して透析液を腹腔内に貯留し，体内の蓄積物を透析液に移動させた後，透析液を体外に排出し

ます。過剰水分は透析液のブドウ糖濃度を高くして，血液と透析液の濃度勾配を作ることにより透析液に移動させます。

実際には連続携行式腹膜透析（CAPD）が多く使われています。1回に1.5〜2.0 l の透析液を腹腔内に入れ，4〜8時間貯留させた後に排液するという操作を1日4回行います。

2．腹膜透析の合併症

1 カテーテル合併症
カテーテルの位置異常，閉塞，破損，透析液の漏れなどをいいます。

2 出口部・トンネル部感染
カテーテル出口部，皮下留置部分（トンネル部）の感染を起こします。常に局所の発赤，腫脹の有無をチェックし，出口部の洗浄，消毒を行います。

3 腹膜炎
透析液バッグ交換時の不潔な操作，出口部・トンネル部感染からの波及により起こります。排液の濁り，腹痛，発熱を認めます。排液中の白血球数が100/μl 以上で，そのうち50％以上が好中球であれば診断されます。

4 その他
長期の腹膜透析のために腹膜が肥厚して広汎な癒着を起こし，イレウス症状を起こすものを被囊性腹膜硬化症といいます。そのほかに，椎間板ヘルニア，腰痛を起こすこともあります。

II．透析療法の検査と適応

急性腎不全および慢性腎不全が透析療法の適応になります。

多くの急性腎不全は腎機能障害が可逆的ですので，透析療法は原疾患が治癒するまでの1次的な手段と考えられます。適応は，①無尿[*4]あるいは乏尿，②意識障害，③うっ血性心不全，肺水腫，④高カリウム血症（6 mEq/l 以上），⑤高度のアシドーシス（重炭酸イオン 15 mEq/l 以下），⑥強い悪心・嘔吐のための摂食困難，⑦強い出血傾向などで，血清クレアチニン値は8.0 mg/dl 以上，クレアチニンクリアランス値（糸球体ろ過量）10 ml/分以下が考えられます。

慢性腎不全は進行性で原疾患の治癒は期待できないので，腎不全症状が悪化して日常生活に支障が出る前に透析療法を開始するようにします。透析導入基準は厚生省科学研究・腎不全医療研究班のものが用いられています（表1）。糖尿病腎症は腎以外の合併症を持つことが多いので，慢性糸球体腎炎などよりも早期の導入がすすめられます（血清クレアチニン値 6.0 mg/dl 以上）。

*4 1日の尿量が50〜100 ml の場合をいう。

表1 慢性腎不全患者の透析導入基準

Ⅰ．臨床症状
  1．体液貯留（全身性浮腫，高度の低たんぱく血症，肺水腫）
  2．体液異常（管理不能の電解質・酸塩基平衡異常）
  3．消化器症状（悪心，嘔吐，食思不振，下痢など）
  4．循環器症状（重篤な高血圧，心不全，心包炎）
  5．神経症状（中枢・末梢神経障害，精神障害）
  6．血液異常（高度の貧血症状，出血傾向）
  7．視力障害（尿毒症性網膜症，糖尿病性網膜症）
これら1〜7小項目のうち3個以上のものを高度（30点），2個を中等度（20点），1個を軽度（10点）とする。

Ⅱ．腎機能
  血清クレアチニンmg/dl（クレアチニンクリアランスml/分）
    8以上（10未満）   30点
    5〜8未満（10〜20未満） 20点
    3〜5未満（20〜30未満） 10点

Ⅲ．日常生活障害度
  尿毒症状のため起床できないものを高度（30点）
  日常生活が著しく制限されるものを中等度（20点）
  通勤，通学あるいは家庭内労働が困難となった場合を軽度（10点）

60点以上を透析導入とする。
年少者（10歳未満），高齢者（65歳以上），全身性血管合併症のあるものについては10点を加算

厚生省科学研究・腎不全医療研究班（1991）より

Ⅲ．透析療法時の治療

　透析療法は合併症を防止し，快適な生活を維持しながら，できる限り延命を図ることを目的にします。

1．栄養食事療法

　血液透析では，高エネルギー，適量のたんぱく（1.0〜1.2g/体重kg/日程度），カリウム，リン，食塩，水分制限を行います。

　腹膜透析では，エネルギーは透析液中のブドウ糖のエネルギー分を減量します。たんぱくは透析液中に漏出するため，血液透析より多めにします（1.1〜1.3g/体重kg/日）。カリウム，水分制限はありません。

2．その他の治療

　腎性貧血には，ヘマトクリット30〜33％を目標にエリスロポエチンを投与します。鉄分の不足には鉄剤を投与します。

　低カルシウム血症には，活性化ビタミンD_3製剤や炭酸カルシウム剤を投与します。リンの除去は透析のみでは不十分で，高リン血症には経口的なリンの吸収を抑制する炭酸カルシウム剤を投与します。

　適正な水分コントロールをしても高血圧がある場合は，降圧剤を使います。

栄養食事療法

Ⅰ. 栄養食事療法の考え方

栄養食事療法の基本は，①尿毒症の原因となる老廃物（終末代謝産物）をできるかぎり抑制する，②水分，電解質の摂取量を調節して，体内の恒常性の維持を図る，③栄養状態の改善と維持および長期透析療法による合併症を予防することです[*1]。

*1 透析をしていると，腎臓の排泄機能が低下しているため，食事コントロールが不適切であると透析効率が低下し，合併症を引き起こしやすくなる。また，ドライウエイト（現体重）を守るために，水分量やミネラルの制限が必要になる。

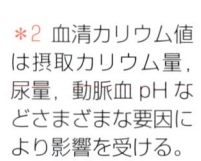

Ⅱ. 栄養基準（栄養補給）

❶ 適正エネルギー量と栄養バランスの整え方

透析の栄養基準は，日本腎臓学会からの維持血液透析療法（hemodialysis；HD）と持続式携行型腹膜透析療法（continuous ambulatory peritoneal dialysis；CAPD）の適応基準のガイドラインに示されています（表2，表3）。それぞれの食品構成例を表4に示します。

1．エネルギー

エネルギー量は，標準体重を維持する量を基本とし，性別，年齢，身体活動レベルを考慮し決定します。体たんぱくの異化を予防するためには十分なエネルギー量が必要です。CAPDでは腹膜から透析液のブドウ糖が吸収されるため，その分の炭水化物エネルギー量を差し引いて考えます。炭水化物エネルギー比率は約40〜50％とします。

2．たんぱく質

たんぱく質は，身体の機能を保つため，アミノ酸スコアの高いたんぱく質を摂取するようにします。たんぱく質の過剰摂取は血清尿素窒素（BUN）やリン濃度の上昇につながるため注意します。

3．カリウム

摂取カリウム量は，献立内容や調理方法を工夫し適切な管理を行います[*2]。

*2 血清カリウム値は摂取カリウム量，尿量，動脈血 pH などさまざまな要因により影響を受ける。

4．リン

リンはたんぱく質食品に多く含まれるため，基準量に近づけることは難しく，食品の選び方，献立内容に十分な工夫が必要です。栄養食事療法上，リンは 800 mg/日以下が望ましいとされます。たんぱく質 1 g 中には約 13 mg のリンが含まれているといわれています。リンの多い食品には乳・乳製品，レバー，卵類，しらす干し，ししゃも，丸干しなどがあります。

5．水　分

ドライウエイト（現体重）を守るためには，水分と食塩の制限が重要になります。

表2 維持血液透析（HD）（週3回透析）の栄養基準

総エネルギー (kcal/kg*/日)	たんぱく質 (g/kg*/日)	食塩 (g/kg**/日)	カリウム (g/日)	食事外水分 (ml/kg**/日)	リン (mg/日)	カルシウム (mg/日)
30～35	1.0～1.2	0.15 （残腎尿量100mlにつき0.5g/日増量可）	1.5	15 （残腎尿量分の増加可）	700	600

*標準体重　**現体重（ドライウエイト）

注）1．エネルギー量は肥満者では減らし、栄養障害では増やす。
　　2．三大栄養素のエネルギー配分は炭水化物55％、脂質25％、たんぱく質20％に近づける。
　　3．炭水化物は単純糖質を減らし、大部分を複合糖質とする。
　　4．脂質は、脂肪酸組成について、飽和：一価不飽和：多価不飽和の比を1：1.5：1とする。
　　5．食事外水分には食事時に摂取するスープ、飲料を含む。

表3 持続式携行型腹膜透析（CAPD）の栄養基準

総エネルギー (kcal/kg*/日) 透析液からの腹膜吸収分を含む	たんぱく質 (g/kg*/日)	食塩 (g/日)	カリウム (g/日)	食事外水分 (ml/日)	リン (mg/日)	カルシウム (mg/日)
29～34	1.1～1.3	CAPD除水量(l)×7.5 （残腎尿量100mlにつき0.5g/日追加）	2.0～2.5	CAPD除水量と同じ （残腎尿量を加える）	700	600

*標準体重

注）維持血液透析（表2）に同じ。

表4 HDおよびCAPDの食品構成例　　　　　　　　　　　分量（g）

食品群		HD	CAPD
穀類	米飯	360	280
	パン	80	60
いも類		50	50
魚介類		70	70
肉類		70	70
卵類		50	50
豆類（豆腐）		100	100
乳類（牛乳）		0	100
油脂類		30	10
砂糖類		15	5
果実類		100	100
緑黄色野菜類		100	100
その他の野菜類		200	200
海藻類		5	5

（身長160cm、体重56.3kg）
＊使用CAPD液は低濃度液2lを2回、中濃度液2lを2回として算出。

❷ 腎臓病食品交換表について

　透析の栄養食事療法の基本は，たんぱく質やエネルギー，食塩，水分など病態に応じた摂取量を継続的に実践することです。「腎臓病食品交換表」は治療目的にそった食事が誰にでもできるように工夫されており，単位配分からバランスのとれた献立作成ができます。

Ⅲ. 栄養食事療法の進め方

　透析食は水分制限が厳しいので，食品の選択はエネルギー量が多く水分の少ない食品を選ぶようにします。調理法では揚げる，炒める，焼くなどにより水分制限に対応します。

　栄養食事療法を長期間継続するには，減塩食の工夫をします。料理は色彩，盛り付け，季節感を持たせ食欲低下を防ぐようにします。また，十分なエネルギー量を確保するには，治療用特殊食品を上手に利用します。

Ⅳ. 食事計画（献立）の立て方

❶ 献立の立て方

1　1日のエネルギー量は朝食・昼食・夕食の3食に配分し，1食のエネルギー量は指示量の約1/3量を目安にします。間食を取り入れる場合は，100〜200 kcalを目安にします。

2　主食となる穀類，主菜となる肉類，魚介類，卵，豆・豆製品は3食に配分します*3。

3　各食事は主菜献立を決め，添える野菜類を選びます。野菜類は1食に80〜100 gを目安にします。

4　たんぱく質を多く含む食品は，リンやカリウムを多く含むので使用量に注意します。

5　果実，種実，いも類はデザートや副菜に利用します。

6　砂糖，甘味料，油脂類などはいろいろな種類を取り入れ，甘味や油っぽさを感じさせないように工夫します。

7　食塩は5〜7 gを目安にします。加工食品，インスタント食品，汁物，漬物などの摂取量は極力控えるようにします。

*3 食事はほぼ3食均等に分けることが基本であり，均等に分けることで1食ごとの栄養バランスを整えることが可能になる。

❷ 献立作成のポイント

1 3食の食事は主食，主菜，副菜をそろえ，欠食しないようにします。治療用特殊食品の粉あめや中鎖脂肪酸製品は，エネルギーアップが図れます。エネルギーアップのためには，揚げ物，炒め物を取り入れますが，油が多く食欲不振にならないように，ごま油やオリーブオイルを和え物やサラダの隠し味に使用します。エネルギー量が不足する場合には，食塩量の少ない間食や補食を考えます。

2 たんぱく質は1日の適正量を守り，アミノ酸価の高い動物性たんぱく質を積極的に摂取します。

3 加工食品はリンが比較的多いので，干物類，練り製品，レトルト食品，冷凍調理食品はできるだけ控えます。

4 カリウムの多い生野菜，果物，乾燥果物（干し柿，干しぶどう），海藻類，いも類，豆類（大豆・きな粉），きのこ類，コーヒー，チョコレートなどは控えます。野菜は基本的にゆで野菜を使用します。カリウムは食品の細胞内液に多く含まれていて，水に溶けやすい性質があります。食品をゆでこぼして水洗いすることで大きく減らすことができます。野菜はゆで野菜にし，細かく刻み水にさらします。果物は缶詰やコンポートを利用します。いも類はゆでてから使用します。

5 味付けはすべての料理をうす味にするのではなく，献立の中で一品だけ重点に食塩を使用したり，酸味や香辛料，香味野菜を利用することにします。汁物や煮物のだしには，かつおぶしで濃いめのだしをとります。漬物の好きな人は食塩量が把握しやすい手作りの即席漬や一夜漬，あるいは甘酢漬にして食塩を減らします。

V. 栄養教育

透析食は食事制限ではなく，本人や家族にとってできることから取り組み，継続できる栄養食事療法となるような栄養相談を心がけましょう。また，透析食のポイントは健常者の食事に味付け，調理の仕方，食材の選び方を注意するだけでよいことを強調しましょう。

① 十分なエネルギーの摂取をすすめる。
② カリウム制限では野菜，いも類は十分ゆでて調理する。
③ 減塩食を工夫する。
④ 外食や中食（コンビニエンスストア・スーパーマーケットのテイクアウト食品）に注意する。
⑤ アルコール摂取については医師の指示に従う。

食事計画 | 献立例 1　　1,800 kcal

主食に変化をつけ，食欲とエネルギーアップを図りましょう

朝

献立	1人分材料・分量（目安量）	作り方
ごはん（主食）	ごはん 180 g	
かぼちゃのそぼろ煮（主菜）	かぼちゃ（西洋）70 g 鶏ひき肉 30 g しょうが 2 g 砂糖 2 g 酒 3 g みりん 3 g 塩 0.5 g しょうゆ 1 g　かたくり粉 2 g	① かぼちゃは皮をところどころむいて，一口大の乱切りにする。しょうがはみじん切りにする。 ② 鍋に水 40 g とひき肉，しょうが，砂糖，酒，みりん，塩，しょうゆを入れ煮る。 ③ ひき肉に火が通ったら，水 50 g，かぼちゃを加え，落としぶたをし，中火で 8 分ほど煮る。かぼちゃが軟らかくなったら水溶きのかたくり粉を加え，一度煮立てとろみをつける。 ④ 器に盛る。
ゆでキャベツのごまマヨネーズがけ（副菜）	キャベツ 40 g マヨネーズ 5 g いりごま 1 g みそ 3 g	① キャベツはゆでる。冷水にとり，水気をきって，3 cm 角に切る。 ② ごまはすっておく。 ③ ボウルにマヨネーズ，②，みそを入れ，混ぜ合わせる。 ④ 器に①を盛り，③をかける。
もも（デザート）	もも（缶詰）60 g	

昼

献立	1人分材料・分量（目安量）	作り方
ペペロンチーノ（主食）	スパゲッティ 100 g 赤とうがらし 0.5 g にんにく 2 g オリーブ油 12 g 塩 1 g	① 赤とうがらしはへたと種をとり除き，小口切りにする。にんにくは芯をとり除き 2 mm 幅に切る。 ② 大鍋の湯が沸騰したら，スパゲッティをゆでる。 ③ フライパンににんにく，オリーブ油を入れて弱火にかけ，にんにくがカリカリになるまで焼き，赤とうがらしを加えてさっと炒める。 ④ 水気をきった②のスパゲッティは③に加え，手早く炒め合わせる。塩を振り，火からおろして器に盛る。
あじのハーブ焼き（主菜）	あじ 60 g 塩 0.5 g こしょう（少々） バジル 2 g オレガノ 1 g 白ワイン 15 g オリーブ油 6 g バルサミコ酢 10 g　パセリ 1 g 赤ピーマン 10 g　オクラ 10 g 黄ピーマン 10 g　しめじ 10 g	① あじは三枚におろす。耐熱皿に塩，こしょうをし，白ワイン，バジル，オレガノを入れ，2～3 分おいて下味をつける。 ② フライパンにオリーブ油を熱し，①を両面焼く。あじをとり出し，焼き汁にバルサミコ酢とパセリのみじん切りを加えてソースを作る。 ③ ピーマンは太めのせん切りにし水に放つ。オクラは塩でもんで産毛をとってさっと洗い，好みの大きさに切る。しめじは小房に分けておく。 ④ ③をゆでる。 ⑤ 器にあじと④を盛り付け，ソースをかける。
即席ピクルス（副菜）	カリフラワー 30 g きゅうり 30 g オレンジ 20 g 赤とうがらし 0.5 g 酢 8 g 塩 1 g 砂糖 6 g	① カリフラワーは小房に分け，たっぷりの熱湯で 3～4 分ゆでて水気をきる。 ② きゅうりは縦半分に切り，種を除き 4 cm 長さに切る。太い部分は縦半分に切る。 ③ オレンジは袋から取り出す。 ④ ほうろうまたはステンレスの鍋に酢，水 40 g，赤とうがらし，塩，砂糖を入れて火にかけ，煮立ったら火を止める。 ⑤ ①②③をボウルに入れ，熱い④を注ぐ。冷めたら冷蔵庫で冷やす。

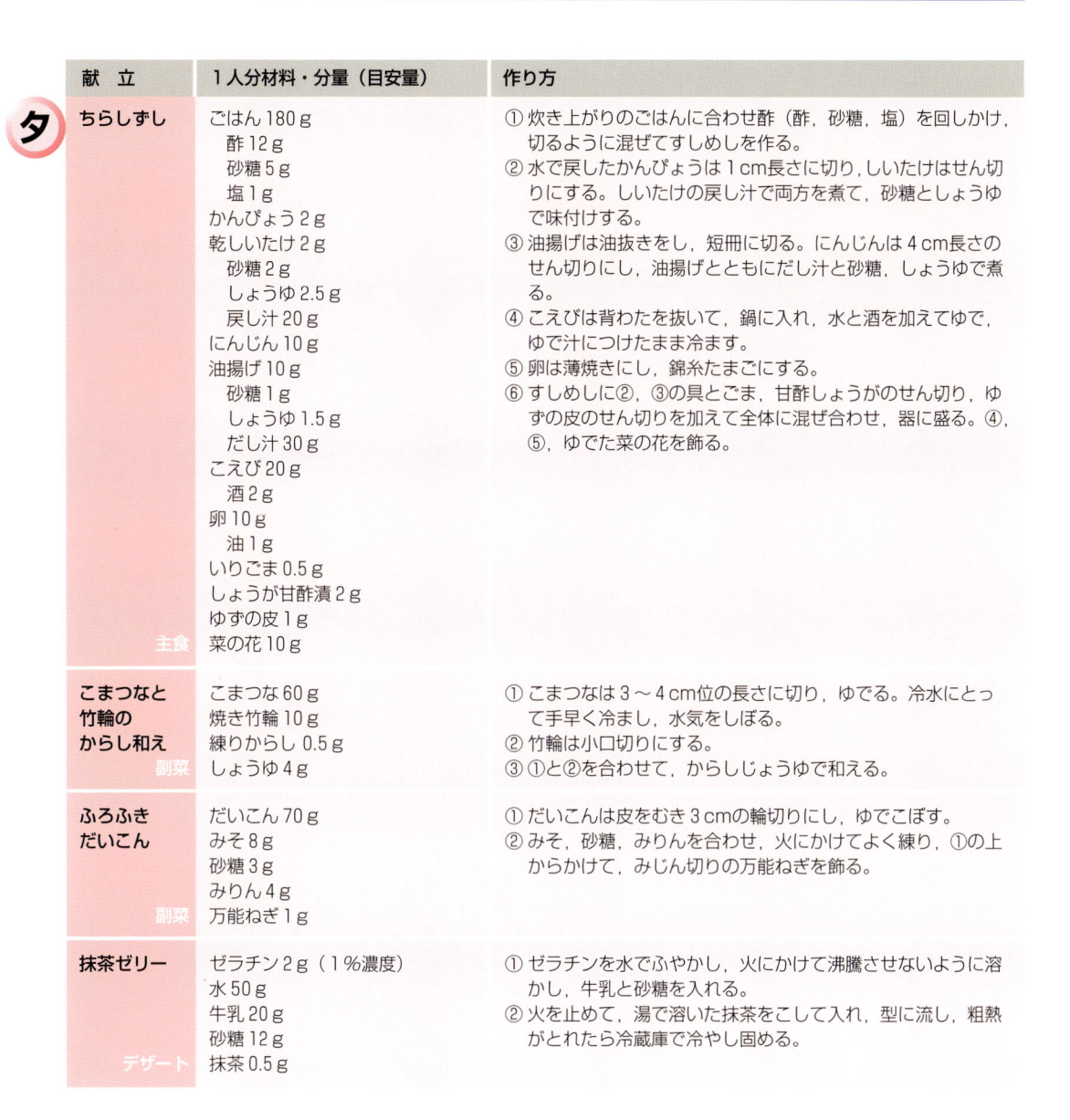

献立	1人分材料・分量（目安量）	作り方
夕　ちらしずし　主食	ごはん 180 g 酢 12 g 砂糖 5 g 塩 1 g かんぴょう 2 g 乾しいたけ 2 g 　砂糖 2 g 　しょうゆ 2.5 g 　戻し汁 20 g にんじん 10 g 油揚げ 10 g 　砂糖 1 g 　しょうゆ 1.5 g 　だし汁 30 g こえび 20 g 　酒 2 g 卵 10 g 　油 1 g いりごま 0.5 g しょうが甘酢漬 2 g ゆずの皮 1 g 菜の花 10 g	① 炊き上がりのごはんに合わせ酢（酢, 砂糖, 塩）を回しかけ, 切るように混ぜてすしめしを作る。 ② 水で戻したかんぴょうは1cm長さに切り, しいたけはせん切りにする。しいたけの戻し汁で両方を煮て, 砂糖としょうゆで味付けする。 ③ 油揚げは油抜きをし, 短冊に切る。にんじんは4cm長さのせん切りにし, 油揚げとともにだし汁と砂糖, しょうゆで煮る。 ④ こえびは背わたを抜いて, 鍋に入れ, 水と酒を加えてゆで, ゆで汁につけたまま冷ます。 ⑤ 卵は薄焼きにし, 錦糸たまごにする。 ⑥ すしめしに②, ③の具とごま, 甘酢しょうがのせん切り, ゆずの皮のせん切りを加えて全体に混ぜ合わせ, 器に盛る。④, ⑤, ゆでた菜の花を飾る。
こまつなと竹輪のからし和え　副菜	こまつな 60 g 焼き竹輪 10 g 練りからし 0.5 g しょうゆ 4 g	① こまつなは3～4cm位の長さに切り, ゆでる。冷水にとって手早く冷まし, 水気をしぼる。 ② 竹輪は小口切りにする。 ③ ①と②を合わせて, からしじょうゆで和える。
ふろふきだいこん　副菜	だいこん 70 g みそ 8 g 砂糖 3 g みりん 4 g 万能ねぎ 1 g	① だいこんは皮をむき3cmの輪切りにし, ゆでこぼす。 ② みそ, 砂糖, みりんを合わせ, 火にかけてよく練り, ①の上からかけて, みじん切りの万能ねぎを飾る。
抹茶ゼリー　デザート	ゼラチン 2 g（1％濃度） 水 50 g 牛乳 20 g 砂糖 12 g 抹茶 0.5 g	① ゼラチンを水でふやかし, 火にかけて沸騰させないように溶かし, 牛乳と砂糖を入れる。 ② 火を止めて, 湯で溶いた抹茶をこして入れ, 型に流し, 粗熱がとれたら冷蔵庫で冷やし固める。

献立例1の腎臓病食品交換表の単位数および1日の栄養量

	表1	表2	表3	表4	表5	表6	別表	合計	E(kcal)	P(g)	F(g)	食塩(g)
朝	1.5	0.1	0.4	2.1	15kcal	33kcal	6kcal	4.1	549	13.7	7.9	1.2
昼	4.0	0.1	0.5	4.0	24	180	10	8.6	692	27.9	22.7	2.7
夕	1.5		0.6	3.3	92	10	8	5.4	586	19.3	8.1	3.7
合計	7.0	0.2	1.5	9.4	131	223	24	18.1	1,828	60.9	38.6	7.5

P：F：C
% P 13.3　F 19.0　C 67.7

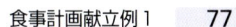

食事計画 | 献立例 1　　1,800 kcal

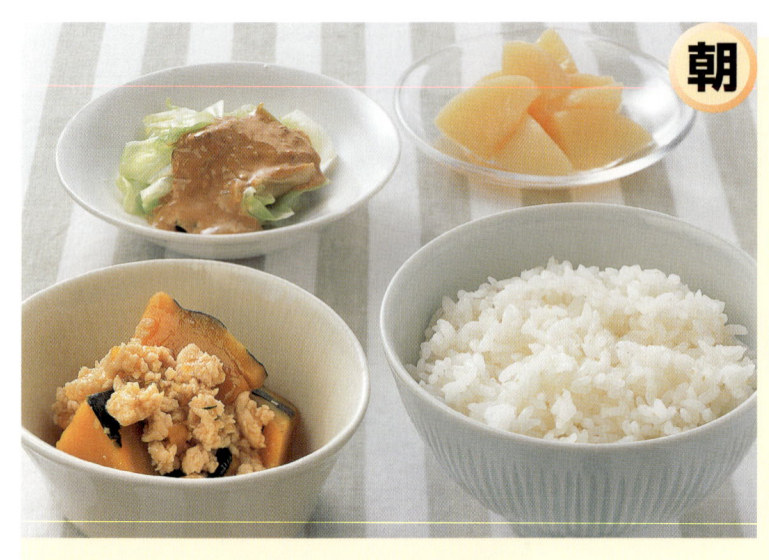

朝

●野菜を使った副菜は工夫次第でエネルギーアップが図れます

- 主食　ごはん
- 主菜　かぼちゃのそぼろ煮
  - *variation*　ぎせい豆腐　*p.90*
- 副菜　ゆでキャベツのごまマヨネーズがけ
  - *variation*　こまつなとのりの和風サラダ　*p.94*
- デザート　もも

	E(kcal)	P(g)	F(g)	食塩(g)
ごはん	302	4.5	0.5	0.0
かぼちゃのそぼろ煮	140	7.7	2.7	0.7
ゆでキャベツのごまマヨネーズがけ	56	1.2	4.6	0.5
もも	51	0.3	0.1	0.0

昼

●スパゲッティのゆで具合がおいしさのかなめ。主食でしっかりエネルギーを

- 主食　ペペロンチーノ
  - *variation*　レタスチャーハン　*p.88*
- 主菜　あじのハーブ焼き
  - *variation*　鶏肉の唐揚げ　*p.92*
- 副菜　即席ピクルス
  - *variation*　さやいんげんのナムル　*p.97*

	E(kcal)	P(g)	F(g)	食塩(g)
ペペロンチーノ	493	13.2	14.3	1.0
あじのハーブ焼き	152	13.2	8.2	0.7
即席ピクルス	47	1.5	0.1	1.0

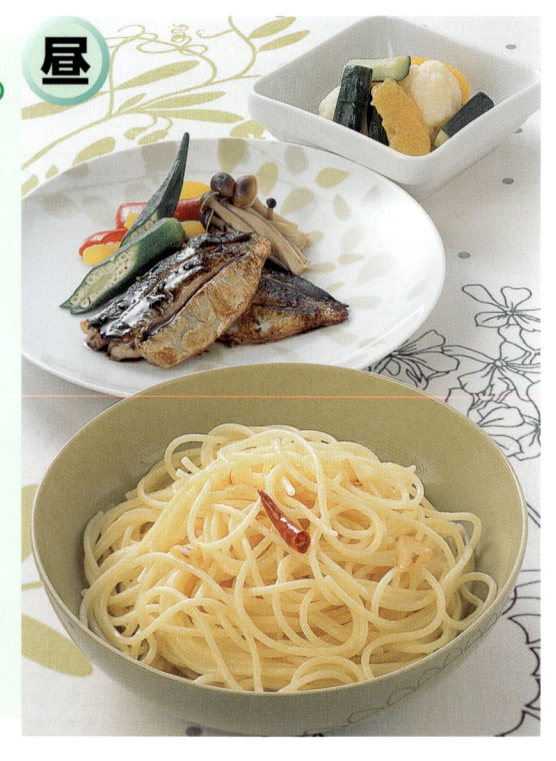

透析

夕

●色とりどりの具を混ぜたちらしずしは食欲が増します

主食 ちらしずし
variation 深川丼 p.88

副菜 こまつなと竹輪のからし和え
variation キャベツと生揚げの煮物 p.94

副菜 ふろふきだいこん
variation 白うりのしそ風味サラダ p.98

デザート 抹茶ゼリー
variation わらびもち p.100

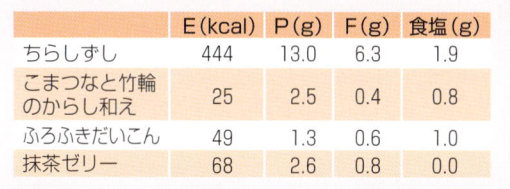

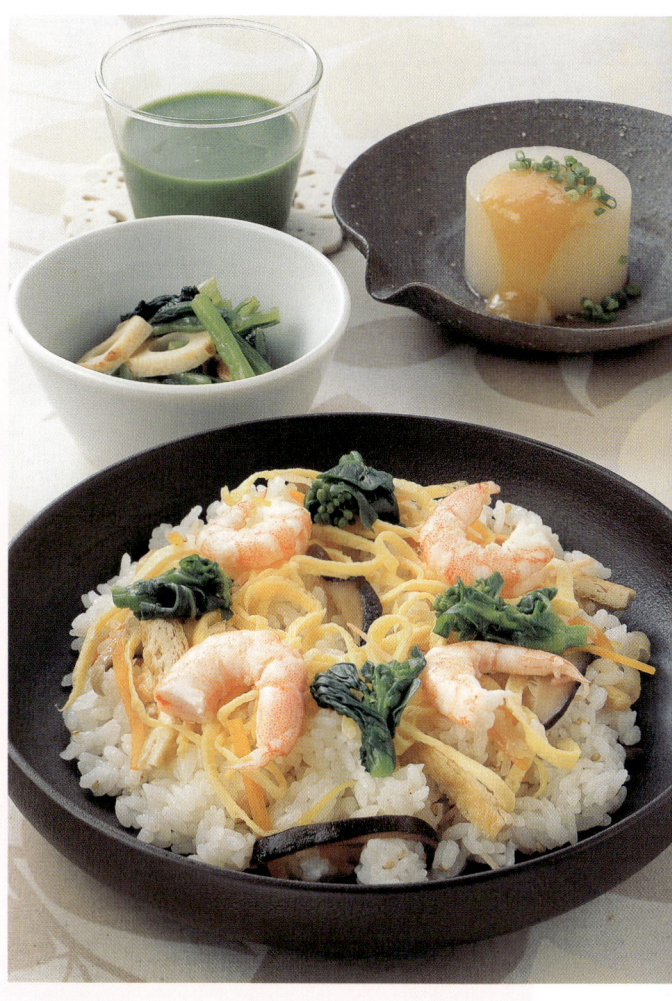

	E(kcal)	P(g)	F(g)	食塩(g)
ちらしずし	444	13.0	6.3	1.9
こまつなと竹輪のからし和え	25	2.5	0.4	0.8
ふろふきだいこん	49	1.3	0.6	1.0
抹茶ゼリー	68	2.6	0.8	0.0

●すしめしの合わせ酢

種類	ごはん180gに対して（ごはんに対する割合と目安量）					
	酢		砂糖		塩	
	調味%	目安量	調味%	目安量	調味%	目安量
ちらしずし（甘め・本献立）	7%	12g	3%	5g	0.6%	1g
ちらしずし（少しさっぱり）（いなりずしにも）	5%	9g	1.5%	2.5g	0.6%	1g
巻きずしなど	5%	9g	0.8%	1g	0.6%	1g

食事計画献立例1

食事計画｜献立例 2　　1,800 kcal

主菜のたんぱく質を調整し，副菜にも好みの食材をプラス

朝

献　立	1人分材料・分量（目安量）	作り方
ロールパン 主食	ロールパン 80 g ソフトタイプマーガリン 8 g	
キャベツと 大豆のサラダ 主菜	キャベツ 30 g にんじん 7 g だいず（ゆで） 20 g スイートコーン（ホール・冷凍） 7 g グリンピース 6 g 梅びしお 5 g マヨネーズ 10 g 卵 25 g	① キャベツはざく切りにしてゆでる。にんじんはせん切りにしてゆでる。 ② 梅びしおはマヨネーズと混ぜ合わせる。 ③ ゆでだいずとキャベツ，にんじん，コーン，グリンピースを混ぜ合わせ②で和え，器に盛る。 ④ 卵はゆで，皮をむきくし形切りにして添える。
フルーツ ヨーグルト デザート	パインアップル（缶詰） 40 g ヨーグルト（加糖） 40 g キウイ 5 g	① パインアップルは 8 等分に切る。 ② ヨーグルトに①を入れ，混ぜ合わせる。 ③ 器に盛り，キウイを飾る。

昼

献　立	1人分材料・分量（目安量）	作り方
ごはん 主食	ごはん 180 g	
豆腐 ハンバーグ 主菜	絹ごし豆腐 40 g 合いびき肉 40 g（牛，豚各 20 g） たまねぎ 30 g 油 2 g パン粉 6 g 卵 10 g 塩 0.5 g こしょう（少々） ナツメグ（少々） 油 4 g ブロッコリー 30 g にんじん 20 g バター 2 g 砂糖 1.2 g 中濃ソース 6 g ケチャップ 5 g	① 豆腐はペーパータオルに包み，重しをして水きりする。 ② たまねぎはみじん切りにし，ゆでる。油 2 g で炒め，冷ます。 ③ 合いびき肉，②，パン粉，溶き卵，塩，こしょう，ナツメグに豆腐を手でちぎって加え，混ぜ合わせる。小判形にまとめる。 ④ フライパンに油 4 g を熱し，③を入れ，中火で 2 分焼く。返して弱火にし，6～7 分焼いて，器に盛る。 ⑤ ブロッコリーはゆでる。にんじんは皮をむきシャロット形に切って，ゆでる。水気をきったにんじんはフライパンにバターを溶かし，砂糖を加えて炒める。 ⑥ 中濃ソースとケチャップを合わせ，④のハンバーグにかける。ブロッコリー，にんじんを添える。
じゃがいもと さくらえびの きんぴら 副菜	じゃがいも 40 g さくらえび 3 g 油 4 g 酒 5 g しょうゆ 5 g 酢 1 g	① じゃがいもはせん切りにして，ゆでる。 ② フライパンに油を熱して，①を炒め，さくらえびを加え，酒，しょうゆを加えて混ぜ合わせ，酢を振りかける。
はくさいと あさりの 磯辺和え 副菜	はくさい 60 g あさり（水煮缶詰） 10 g しょうゆ 5 g 練りからし（少々） のり（少々）	① はくさいはゆでて，3～4 cm 長さに切る。 ② 缶詰のあさりは汁気をきる。 ③ ①と②，しょうゆ，からしを混ぜ合わせて器に盛る。あぶってせん切りにしたのりをかける。

透析

献立	1人分材料・分量（目安量）	作り方
夕 ごはん 主食	ごはん 180 g	
さばの カレー風味 竜田揚げ 主菜	さば 60 g 　酒 4 g 　しょうゆ 4 g 　カレー粉 0.5 g かぼちゃ（西洋）20 g さやいんげん 10 g かたくり粉 3 g 油 8 g	① さばは皮に1本切り込みを入れながら、3cm幅のそぎ切りにする。酒、しょうゆ、カレー粉をからめ、20分ほどおく。 ② かぼちゃは8mm厚さに切り、長さを半分に切りゆでる。さやいんげんはすじをとり、半分に切ってゆでる。 ③ さばは水気をふき、かたくり粉を薄くまぶす。 ④ 160℃の揚げ油で、野菜を揚げる。油の温度を170℃に上げ、③をカラリと揚げる。
かにの 三色甘酢 副菜	ずわいがに（水煮缶詰）20 g きゅうり 20 g もやし 30 g 塩 0.5 g 砂糖 3 g 酢 8 g	① きゅうりはせん切りにして水に放つ。もやしはゆでる。 ② 塩、砂糖、酢を合わせ、かに、水気をきった①のきゅうりともやしを入れ、混ぜ合わせる。 ③ 器に盛る。
みかん寄せ デザート	みかん（缶詰）50 g 棒寒天 1.2 g 砂糖 10 g レモン果汁 10 g	① 棒寒天を水につけて戻す。 ② 鍋に水90 gと寒天を入れ、煮溶かす。 ③ 溶けたら布でこし、再び火にかけて砂糖を加え、少し煮つめる。 ④ みかんにレモン汁をかけておく。 ⑤ ③の粗熱がとれたら④を加え、型に流し入れて冷やし固める。

● 寒天について

棒寒天、粉寒天はどちらもてんぐさ・おごのり等の紅藻類を原料にしていますが、固まる力に違いがあるので、棒寒天を粉寒天に代えて作るときは、棒寒天量の半分を目安に使います。

献立例2の腎臓病食品交換表の単位数および1日の栄養量

	表1	表2	表3	表4	表5	表6	別表	合計	E(kcal)	P(g)	F(g)	食塩(g)
朝	2.7	0.1	0.2	2.4		104kcal		5.4	549	17.6	25.7	1.9
昼	1.8	0.2	0.7	5.0	5kcal	135	16kcal	7.7	676	23.6	21.5	2.9
夕	1.5	0.1	0.5	5.0	62	80	4	7.1	645	22.2	16.1	1.7
合計	6.0	0.4	1.4	12.4	67	319	20	20.2	1,871	63.5	63.3	6.4

P：F：C
% P 13.6　F 30.4　C 56.0

食事計画献立例2

食事計画 | 献立例 2 | 1,800 kcal

朝

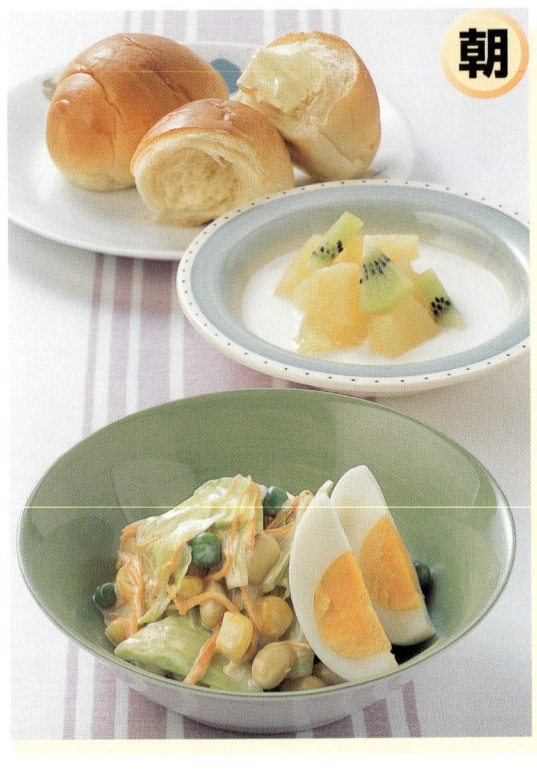

●乳製品は好みのフルーツ缶と合わせてボリューム感を

主食	ロールパン	
主菜	キャベツと大豆のサラダ *variation* チキンのソテートマトソース	*p.89*
デザート	フルーツヨーグルト *variation* いちじくのワイン煮	*p.101*

	E(kcal)	P(g)	F(g)	食塩(g)
ロールパン	313	8.1	13.7	1.1
キャベツと大豆のサラダ	173	7.6	11.8	0.7
フルーツヨーグルト	63	1.9	0.1	0.1

昼

●豆腐のふんわりなめらかな食感を楽しんでください

主食	ごはん	
主菜	豆腐ハンバーグ *variation* かれいの唐揚げ和風あんかけ	*p.93*
副菜	じゃがいもとさくらえびのきんぴら *variation* さといもの白煮	*p.95*
副菜	はくさいとあさりの磯辺和え *variation* 吉野汁	*p.99*

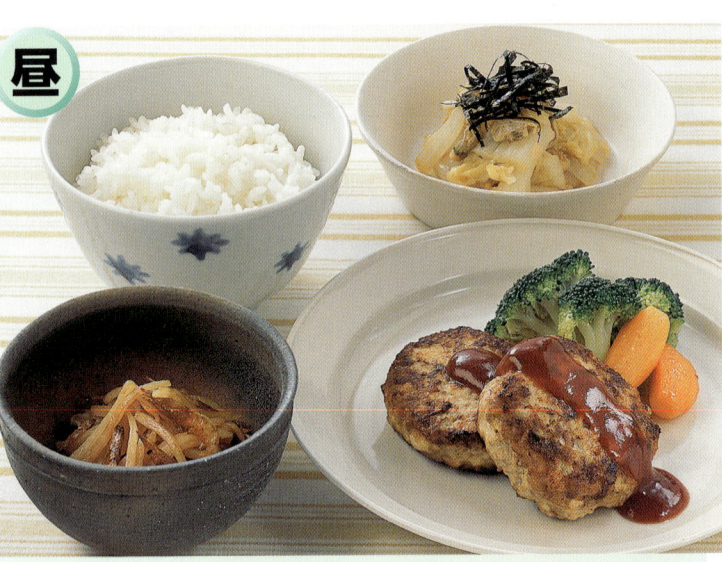

	E(kcal)	P(g)	F(g)	食塩(g)
ごはん	302	4.5	0.5	0.0
豆腐ハンバーグ	264	13.2	16.5	1.2
じゃがいもとさくらえびのきんぴら	86	3.0	4.2	0.8
はくさいとあさりの磯辺和え	24	2.9	0.3	0.8

| 透 析 |

夕

● カレーの香りがさばのにおいをカバーし，うす味にできます

主食 ごはん

主菜 さばのカレー風味竜田揚げ
variation みょうがの豚肉巻き焼き *p.89*

副菜 かにの三色甘酢
variation みつばとながいもの明太子和え *p.97*

デザート みかん寄せ
variation フルーツポンチ

	E(kcal)	P(g)	F(g)	食塩(g)
ごはん	302	4.5	0.5	0.0
さばのカレー風味竜田揚げ	235	13.4	15.4	0.8
かにの三色甘酢	35	4.1	0.1	0.8
みかん寄せ	73	0.3	0.1	0.0

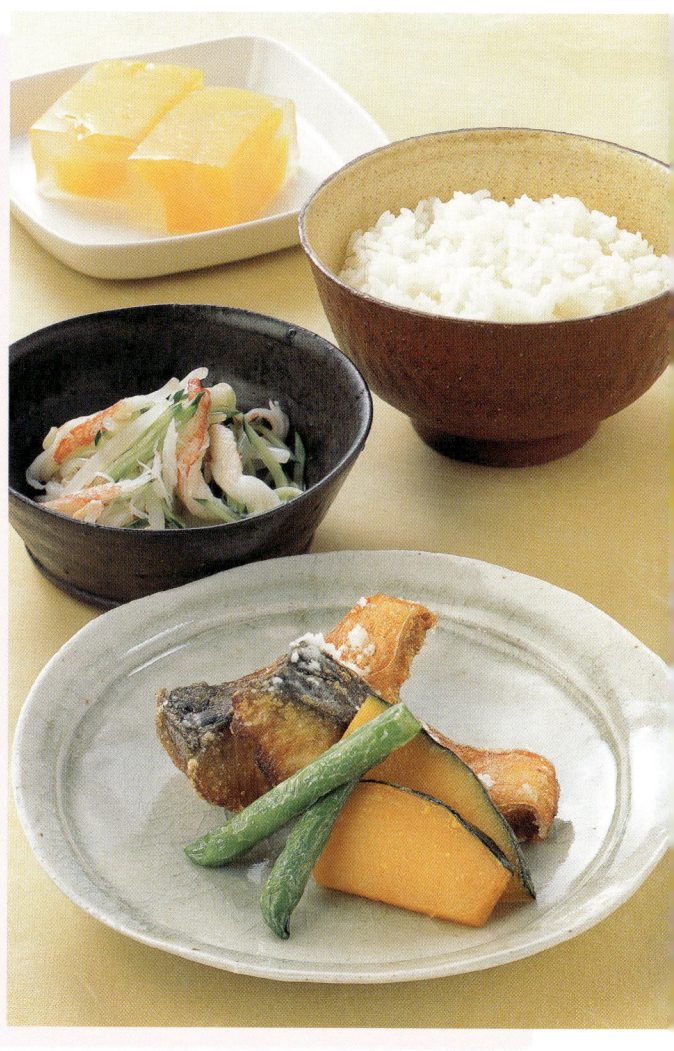

● 野菜に含まれるたんぱく質量

たんぱく質を多く含む野菜類は，使う量に気をつけましょう。

100g中のたんぱく質量（g）

緑黄色野菜	重量	淡色野菜	重量
めキャベツ	5.7	そらまめ	10.9
ブロッコリー	4.3	グリンピース	6.9
さやえんどう	3.1	だいずもやし	3.7
アスパラガス	2.6	たけのこ（ゆで）	3.5
しゅんぎく	2.3	とうもろこし	3.5
ほうれんそう	2.2	カリフラワー	3.0

（五訂増補日本食品標準成分表より）

食事計画 | 献立例 3 | 1,800 kcal

ごはんはゆかりをふりかけたり，焼きのりでおにぎりにしては

朝

献立	1人分材料・分量（目安量）	作り方
トースト（主食）	食パン 80 g ソフトタイプマーガリン 10 g いちごジャム 20 g	
さといもサラダ（副菜）	さといも 60 g ツナ（缶詰）30 g きゅうり 30 g 　塩 0.1 g にんじん 5 g マヨネーズ 10 g 練りがらし（少々） しょうゆ 1 g こしょう（少々）	① さといもは皮をむき，一口大に切り，水にさらす。鍋に入れてゆでる。 ② きゅうりは小口から薄切りして，水に放つ。水気をきって塩もみする。にんじんは皮をむき，半月に薄く切りゆでる。 ③ マヨネーズ，練りがらし，しょうゆ，こしょうを混ぜ合わせ，①，②，ツナを加えて和える。
ヨーグルトみかん（デザート）	ヨーグルト（加糖）80 g みかん 80 g	

昼

献立	1人分材料・分量（目安量）	作り方
ごはん（主食）	ごはん 180 g	
やきとり（主菜）	鶏肉（もも・皮つき）70 g 長ねぎ 20 g しょうゆ 6 g みりん 3 g 砂糖 2 g ざらめ糖 2 g ししとう 10 g	① 鶏肉は一口大に切る。長ねぎは4 cm長さに切り水に放つ。 ② 小鍋にしょうゆ，みりん，砂糖，ざらめ糖を入れて中火にかけ，砂糖を煮溶かしながら2～3分煮詰めてたれを作る。 ③ 鶏肉をバットに並べ，たれを回しかけて20～30分つけておく。ときどき鶏肉の上下を返し全体にたれをなじませる。 ④ 竹串に鶏肉，水気をきった長ねぎを刺し，よく熱した焼き網にのせて中火で両面を焼く。途中，はけでたれを2～3回塗る。 ⑤ ししとうも焼き網にのせて両面をさっと焼き，やきとりに添える。
チンゲンサイとほたてのにんにく炒め（副菜）	チンゲンサイ 50 g ほたてがい（水煮）20 g にんにく 1 g オリーブ油 3 g 塩 0.5 g こしょう（少々） バター 2 g	① チンゲンサイは茎と葉に切り分け，葉はザク切り，茎は縦の6つ割りにし，ゆでる。 ② にんにくはみじん切りにする。 ③ フライパンにオリーブ油を熱し，②を入れ炒める。にんにくの香りが出たら，①，ほたてがいを入れ炒め，塩，こしょうで味を調える。仕上げにバターを加え，火を止める。 ④ 器に盛る。
かぶの即席漬（副菜）	かぶ 40 g かぶの葉 10 g 塩 0.8 g ゆずの皮 1 g	① かぶは薄く切り，ゆでる。 ② かぶの葉もゆで，水気をきって5 mm長さに切る。 ③ ①と②を合わせゆずを入れ，塩をあて，重しをしておく。 ④ 水気をきって，器に盛る。

献立	1人分材料・分量（目安量）	作り方
夕 ごはん 主食	ごはん 180 g	
さけのマリネ 主菜	生さけ 70 g 塩 0.5 g こしょう（少々） 小麦粉 3 g 油 5 g たまねぎ 30 g にんじん 5 g ピーマン 5 g 酢 7 g 油 6 g 塩 0.5 g こしょう（少々）	① さけは一口大のそぎ切りにし，塩とこしょうを振っておく。 ② さけの汁気をふきとり，小麦粉をまぶし，180℃の油で揚げる。 ③ たまねぎは輪切りにし，ゆでる。にんじん，ピーマンはせん切りにし，ゆでる。 ④ 酢，油，塩，こしょうを合わせて，水気をきった③を混ぜる。②のさけに汁ごとかけ，しばらくおいて味をなじませる。器に盛る。
たけのこの土佐煮 副菜	たけのこ（水煮缶詰）50 g だし汁 50 g かつお節 0.5 g しょうゆ 6 g みりん 4 g 塩 0.2 g	① ゆでたけのこは縦に半分に切る。根元は1 cm厚さの半月切りにし，穂先は縦に4等分に切る。 ② 鍋にだし汁を煮立て，しょうゆ，みりん，塩，①を入れて煮る。煮立ったらふたをして中火で15分ほど煮る。 ③ ふたを取り，煮汁を煮つめる。煮汁がなくなったら，かつお節を入れてからめる。 ④ 器に盛る。
抹茶入り茶巾しぼり デザート	さつまいも 40 g もも（缶詰）20 g 抹茶 0.02 g 砂糖 6 g	① さつまいもは皮をむき，軟らかくゆで，熱いうちに裏ごしする。 ② ①に砂糖を加えて混ぜる。 ③ もも缶はシロップをきり，5 mm角に切る。 ④ ボウルに②と③を入れ，混ぜ合わせる。 ⑤ 堅くしぼったぬれぶきんに④の1/2量をおいてしぼる。残りも同様に作る。

献立例3の腎臓病食品交換表の単位数および1日の栄養量

	表1	表2	表3	表4	表5	表6	別表	合計	E(kcal)	P(g)	F(g)	食塩(g)
朝	2.7	0.5	0.1	3.1	50 kcal	134 kcal		6.4	621	18.3	26.1	2.0
昼	1.5		0.4	6.0	16	63	6 kcal	7.9	557	21.0	15.5	2.4
夕	1.6	0.2	0.6	4.8	24	130	8	7.2	644	23.5	14.7	2.2
合計	5.8	0.7	1.1	13.9	90	327	14	21.5	1,821	62.9	56.3	6.7

P：F：C
% P 13.8　F 27.8　C 58.4

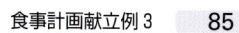

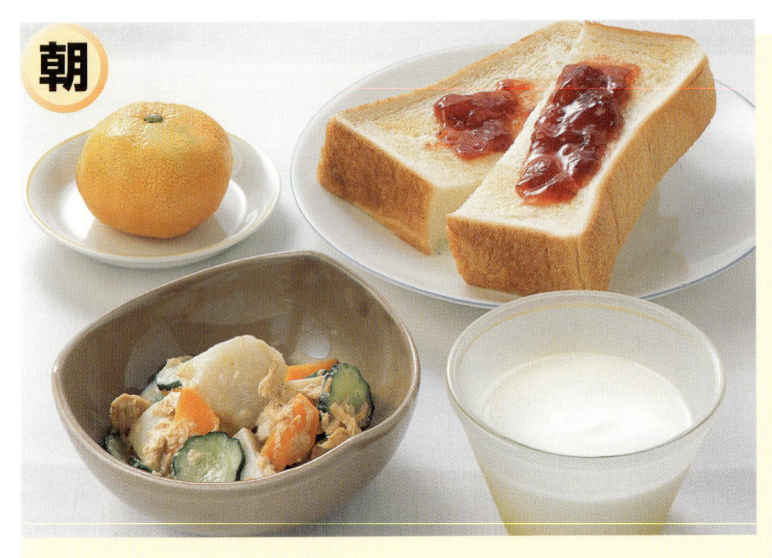

食事計画 ｜ 献立例 3　　1,800 kcal

朝

●さといもはしっかりゆでて，カリウムを減らしましょう

主食	トースト
副菜	さといもサラダ *variation* ズッキーニとセロリーのミネストローネ *p.100*
デザート	ヨーグルト みかん

	E(kcal)	P(g)	F(g)	食塩(g)
トースト	338	7.6	11.7	1.2
さといもサラダ	192	6.8	14.1	0.7
ヨーグルト	54	3.4	0.2	0.2
みかん	37	0.6	0.1	0.0

昼

●良質のたんぱく質の鶏肉はさっぱりして香ばしいたれでいただきます

主食	ごはん
主菜	やきとり *variation* いわしの蒲焼き *p.91*
副菜	チンゲンサイとほたてのにんにく炒め *variation* はくさいの中華風マリネ *p.95*
副菜	かぶの即席漬 *variation* なすのごま和え *p.94*

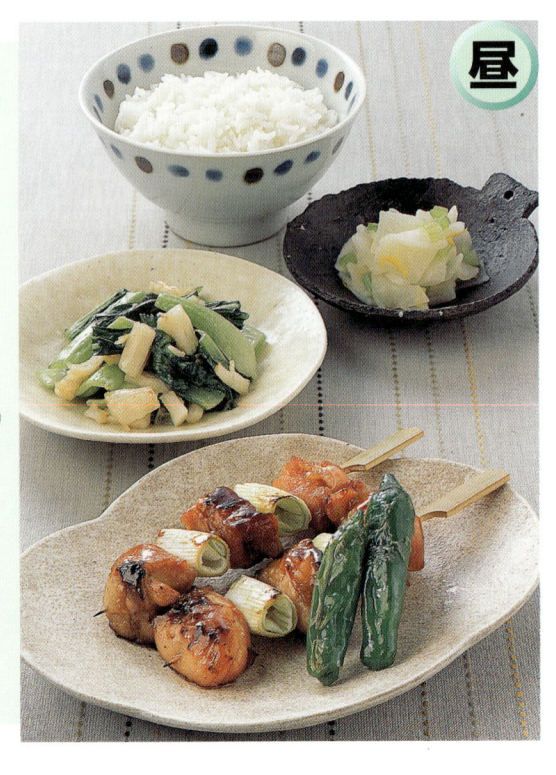

	E(kcal)	P(g)	F(g)	食塩(g)
ごはん	302	4.5	0.5	0.0
やきとり	175	12.1	9.9	0.9
チンゲンサイとほたてのにんにく炒め	68	3.9	5.1	0.7
かぶの即席漬	11	0.5	0.1	0.8

| 透 析 |

夕

● 茶巾しぼりは間食に利用してもよいでしょう

主食	ごはん
主菜	さけのマリネ *variation* 鶏のグリル焼きカレー風味 *p.93*
副菜	たけのこの土佐煮 *variation* さやいんげんのピーナッツバター和え *p.96*
デザート	抹茶入り茶巾しぼり *variation* さつまいものみつ煮 *p.102*

	E(kcal)	P(g)	F(g)	食塩(g)
ごはん	302	4.5	0.5	0.0
さけのマリネ	221	16.2	14.0	1.1
たけのこの土佐煮	27	2.2	0.1	1.1
抹茶入り茶巾しぼり	93	0.6	0.1	0.0

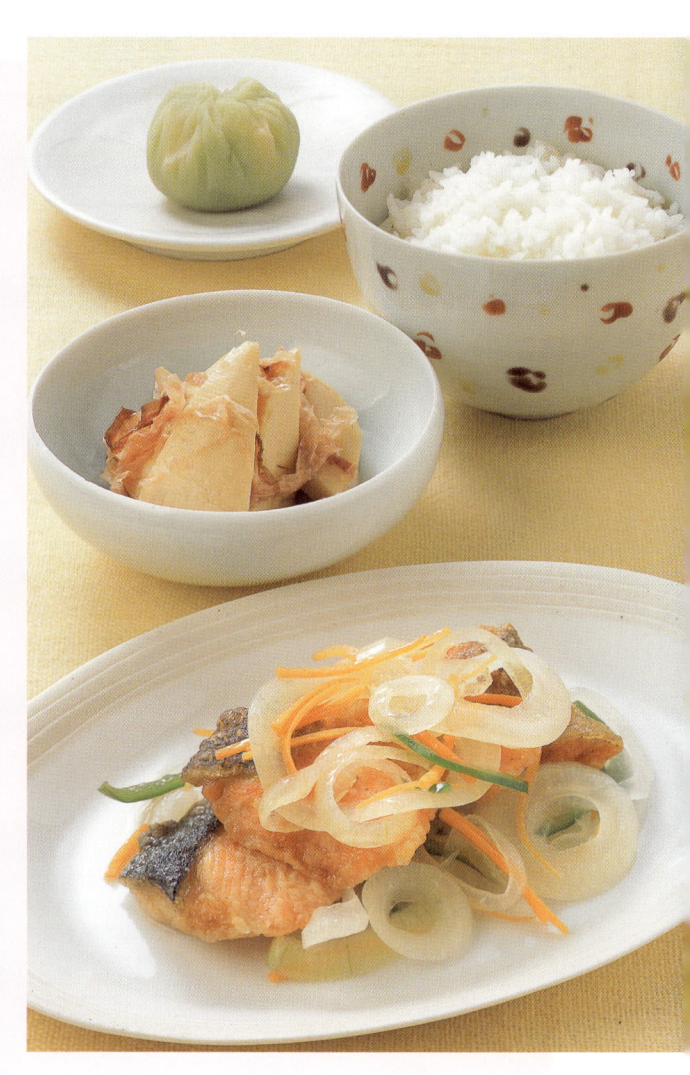

● たけのこのゆで方

たけのこ
湯　　たっぷり
ぬか　1カップ位

① たけのこの外の皮を2～3枚むいて穂先3cm位を斜めに切り落とし、縦に1本切れ目を入れる。鍋にたけのこと水，ぬかを入れ，浮き上がらないように平皿をのせて40分～1時間ほどゆでる。たけのこの根元に竹串を刺してスーッと通ればよい。
② そのまま冷ましてからぬかを洗い流して皮をむき，使うまで水にさらしておく。

たけのこは皮をつけてゆでると色が白く仕上がって皮もむきやすくなりますが，大きな鍋がない場合は皮をむいてゆでてもよいでしょう。ぬかはあくを吸着してくれるので加えるとよい。

食事計画献立例3

組合せ料理例

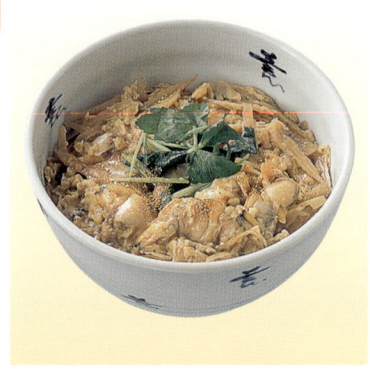

主食

深川丼

材料・分量（目安量）

ごはん	180 g	だし汁	60 g	卵	50 g
あさり（むき身）	30 g	酒	5 g	みつば	5 g
ごぼう	20 g	砂糖	3 g	粉さんしょう	（少々）
油	4 g	しょうゆ	8 g		

作り方

① あさりは洗い水気をきる。ごぼうはささがきにしてあく抜きし、ゆでる。
② 鍋に油を熱してごぼうをしんなりするまで炒め、だし汁、酒、砂糖、しょうゆ、あさりを加える。
③ 弱火にして1〜2分間煮、卵を割りほぐして全体に流し入れる。
④ みつばを3cm長さに切り、卵が半熟になったら加える。
⑤ ごはんの上にのせ、粉さんしょうをふる。

E(kcal)	P(g)	F(g)	食塩(g)
462	13.7	9.8	2.1

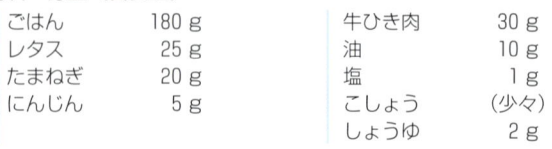

● あさりのむき身は火を通し過ぎないようにします。

レタスチャーハン

材料・分量（目安量）

ごはん	180 g	牛ひき肉	30 g
レタス	25 g	油	10 g
たまねぎ	20 g	塩	1 g
にんじん	5 g	こしょう	（少々）
		しょうゆ	2 g

作り方

① たまねぎ、にんじんはみじん切りにしてゆでる。レタスはざく切りにし水でよくさらす。
② 鍋に半分の油を熱して、ひき肉を炒め、さらに水気をきったたまねぎ、にんじんを加え炒める。残りの油をたし、ごはんを加えて炒め、塩、こしょうで調味する。
③ レタスを加えてさっと炒め、鍋肌からしょうゆを加えて炒める。

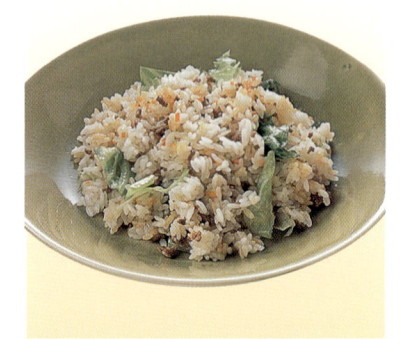

E(kcal)	P(g)	F(g)	食塩(g)
475	10.7	15.1	1.3

● レタスのシャキシャキ感を味わいましょう。

タイ風サラダ麺

材料・分量（目安量）

うどん（ゆで）	240 g	酒	2 g	レモン果汁	10 g
鶏肉（むね・皮つき）	40 g	きゅうり	20 g	ピーナッツ油	10 g
		セロリー	20 g	ナンプラー	10 g
塩	0.4 g	赤たまねぎ	20 g	水	10 g
こしょう	（少々）	赤とうがらし	0.5 g		

作り方

① 鶏肉は全体を竹串でつつき、塩とこしょう、酒をもみこんで10分おく。ラップをして電子レンジで4〜5分加熱し、冷ましてから細かくさく。
② きゅうりとセロリーは5cm長さに細く切り、赤たまねぎは薄切りにして、水に放す。赤とうがらしは小口切りにする。
③ うどんはさっと湯を通し、冷水でしめて水気をきる。
④ ピーナッツ油、ナンプラー、レモン汁、水10gを混ぜ、①と②を和えて③も混ぜる。

E(kcal)	P(g)	F(g)	食塩(g)
448	15.5	15.7	2.6

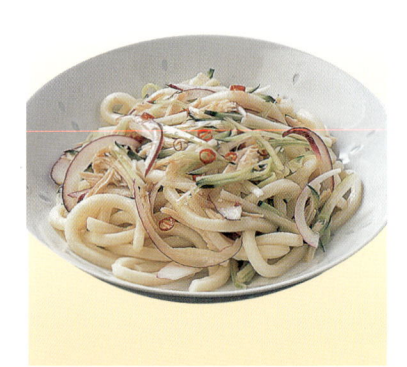

● エスニックムード満点の一品です。

チキンライス

材料・分量（目安量）

ごはん	150 g	こしょう	（少々）
鶏肉（もも・皮つき）	40 g	ケチャップ	15 g
たまねぎ	30 g	うずら卵	10 g
バター	6 g	パセリ	1 g
塩	0.5 g		

作り方
① 鶏肉は1cm角に切り，たまねぎはみじん切りにし，ゆでる。
② うずら卵はゆで，水にさらしながら殻をむき，2等分にする。
③ フライパンにバターを溶かして，鶏肉，たまねぎの順に炒める。火が通ったらケチャップを加えてこがさないように炒め，ごはんを加えてさらに炒め，塩・こしょうで味を調える。
④ ③を器に盛り，うずら卵とパセリを添える。

●ケチャップの味がごはんにしみて食欲を増してくれます。

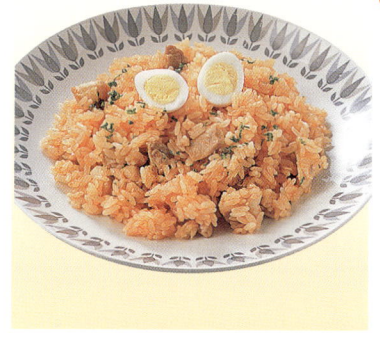

E(kcal)	P(g)	F(g)	食塩(g)
424	12.1	12.3	1.2

みょうがの豚肉巻き焼き

材料・分量（目安量）

豚肉（ロース）	60 g	みそ	6 g
塩	0.3 g	みりん	3 g
みょうが	10 g	油	4 g
青じそ	3 g		

作り方
① 豚肉には塩をふっておく。
② みょうがは縦半分に切り，薄切りにし水に放つ。
③ 豚肉1枚を広げ，みそ2gとみりん1gを混ぜたものを塗る。しその葉をのせ，②の1/3量を手前にのせ，くるくると巻く。残りも同様に巻く。（豚肉3枚の場合）
④ フライパンに油を熱し，③の巻き終わりを下にして並べる。巻き終わりがくっついたら，転がしながら全体を焼く。

●みょうがのシャキシャキした歯ごたえと味わいがいい。

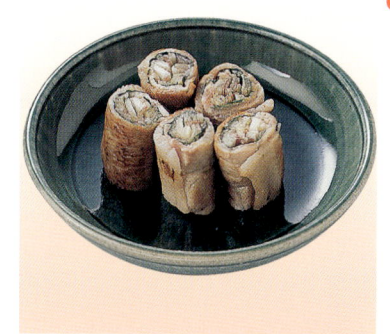

E(kcal)	P(g)	F(g)	食塩(g)
216	12.5	15.9	1.1

チキンのソテートマトソース

材料・分量（目安量）

鶏肉（もも・皮つき）	60 g	にんにく	2 g	オリーブ油	6 g
トマト	30 g	塩	0.5 g	しょうゆ	2 g
ズッキーニ	30 g	黒こしょう	（少々）	バター	2 g

作り方
① 鶏肉は塩0.2g，こしょうを振る。トマトはざく切り，にんにくは薄切りにする。
② 鍋にオリーブ油2g，にんにくの半量を入れ，弱火で炒める。香りが出たらトマトを加え煮つめ，塩0.3g，こしょうを振る。
③ ズッキーニは1cm幅の輪切りにし，ゆでる。
④ フライパンにオリーブ油4gと残りのにんにくを入れ，鶏肉を皮目から並べて強火で焼く。焼き色がついたら，ふたをして中火弱で焼く。焼き上がりにズッキーニを加えしょうゆを振る。
⑤ ②のトマトソースの火を止め，バターを加える。
⑥ 器に鶏肉，ズッキーニを盛り，⑤をかける。
●コラーゲンが豊富な鶏肉を利用します。

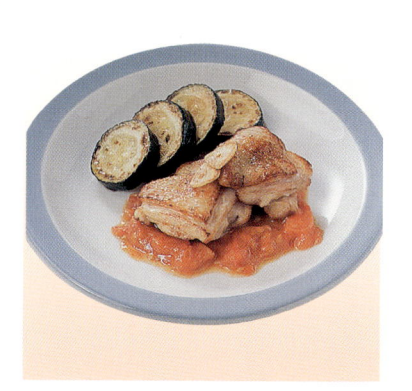

E(kcal)	P(g)	F(g)	食塩(g)
204	10.6	16.1	0.9

組合せ料理例

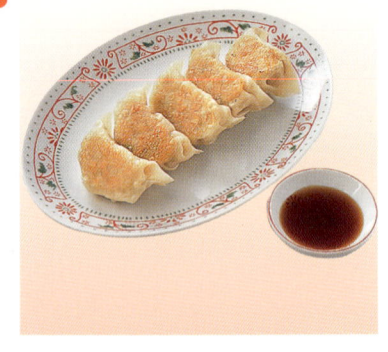

主菜

はくさいぎょうざ

材料・分量（目安量）

ぎょうざの皮 20 g	はるさめ 5 g	ラード 4 g	しょうゆ 6 g
豚ひき肉 40 g	しょうが 2 g	しょうゆ 2 g	酢 6 g
はくさい 30 g	にんにく 1 g	ごま油 4 g	

作り方

① はくさいはゆで，みじん切りにする。にんにくとしょうがはすりおろす。
② はるさめは熱湯に5分つけて戻し，水にとってからしっかり水気をきり，1cm長さに切る。
③ ボウルにラード，にんにく，しょうが，しょうゆ，ごま油1gを入れてよく混ぜ合わせてから，ひき肉と水気をきったはくさい，②を加えてよく混ぜ合わせる。
④ ③の具をぎょうざの皮で包む。
⑤ フライパンにごま油3gを熱して，ぎょうざをすき間なく並べ，中火から強火で焼く。こんがり焦げ目がついたら，水を回し入れ蒸し焼きにする。酢，しょうゆ各6gで酢じょうゆを作り，つけていただく。

● 具にラードが加わり，まろやかな味が楽しめます。

E(kcal)	P(g)	F(g)	食塩(g)
251	10.2	14.4	1.2

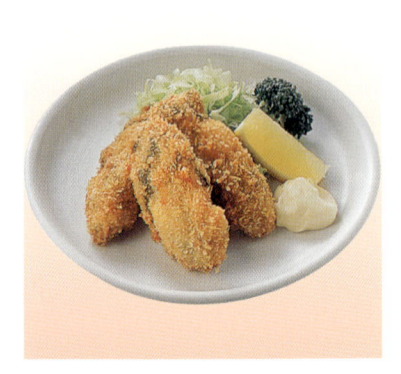

かきフライ

材料・分量（目安量）

かき 80 g	レタス 10 g
小麦粉 30 g	マヨネーズ 10 g
卵 8 g	パセリ 1 g
パン粉 8 g	レモン 5 g
油 3 g	

作り方

① かきはざるに入れて真水でよく洗い，水気をきってよくふきとっておく。
② ①に小麦粉，溶き卵，パン粉の順につけて，180℃に熱した油できつね色になるまで揚げる。
③ レタスはせん切りにし，水に十分放つ。
④ 器に②を盛り，水気をきったレタスとパセリ，レモンを飾り，マヨネーズを添える。

● ボリューム感が得られます。

E(kcal)	P(g)	F(g)	食塩(g)
292	10.0	13.1	1.4

ぎせい豆腐

材料・分量（目安量）

木綿豆腐 80 g	きくらげ 1 g	砂糖 1 g	A ┌ 砂糖 1.5 g
にんじん 10 g	グリンピース 5 g	塩 0.5 g	│ しょうゆ 4 g
たけのこ 10 g	（冷凍）	油 3 g	│ かたくり粉 1 g
（水煮缶詰）	卵 30 g		└ だし汁 50 g

作り方

① 豆腐は押して水気をきり，ふきんでさらにしぼる。
② にんじんは皮をむき，たけのこといっしょにせん切りにし，ゆでる。きくらげは水で戻して，かたい部分をのぞいてせん切りにする。
③ フライパンに油を熱して②を炒め，グリンピース，豆腐を加えて炒め，砂糖で調味し冷ます。
④ ③に卵を割り入れて混ぜ，形を整えながら焼き，塩で味を調える。冷めてから食べやすい大きさに切る。
⑤ あんの材料Aを小鍋に入れ，火にかけてかき混ぜながらとろりとさせる。④を器に盛り，あんをかける。

● 家庭料理の定番の一品です。

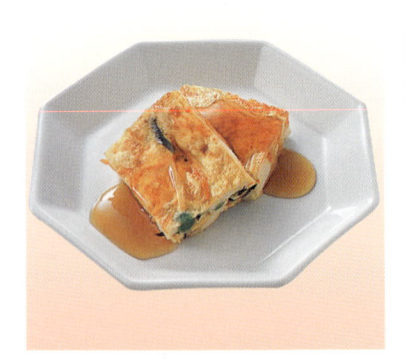

E(kcal)	P(g)	F(g)	食塩(g)
160	10.2	9.5	1.3

米なすのはさみ揚げ

材料・分量（目安量）

米なす	60g	しょうゆ	3g	油（揚げ油）	8g
かたくり粉	6g	砂糖	1.5g	レタス	10g
鶏ひき肉	35g	卵	5g	酢	5g
たまねぎ	10g	塩	0.1g	しょうゆ	5g
しょうが	2g	油	2g	トウバンジャン	3g

作り方

① 米なすは皮つきのまま縦に4等分し，水に十分さらしてあくを抜く。
② たまねぎ，しょうがはみじん切りにする。たまねぎはゆでて水気をきる。
③ ボウルにひき肉と②，しょうゆ，砂糖，卵，塩，油2gを入れ，手でよく混ぜ合わせる。
④ なすはペーパータオルで水気をふきとり，片面にかたくり粉をまぶす。③を2等分にして，かたくり粉をまぶしたなすの間に挟む。
⑤ 揚げ油を160℃に熱し，④を入れ中火で揚げる。
⑥ レタスはせん切りにし，水に十分放つ。器に⑤を盛り，水気をきったレタスを添える。酢，しょうゆ，トウバンジャンを合わせ上からかける。

● 高エネルギーの一品です。

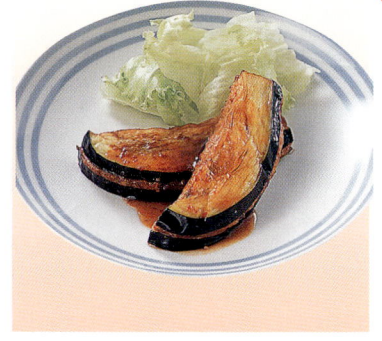

E(kcal)	P(g)	F(g)	食塩(g)
211	9.5	13.6	1.9

いわしの蒲焼き

材料・分量（目安量）

いわし	60g	砂糖	3g	粉さんしょう	1g
小麦粉	2g	酒	5g	だいこん	20g
しょうゆ	8g	しょうが	3g	青じそ	1g
だし汁	12g	油	4g		

作り方

① いわしは水洗いして，ペーパータオルなどで水気をふきとり，手開きする。小麦粉を全体にまぶす。
② しょうがはすりおろす。ボウルにしょうゆ，だし汁，砂糖，酒，しょうがのすりおろしを入れて，混ぜ合わせてたれをつくる。
③ フライパンに油を熱し，強火で①を身のほうを下にして入れ，こんがりと焼き目がついたら中火にして裏返し，こんがりと焼き上げる。
④ ③をもう一度裏返して，②のたれを入れて強火にし，いわしにたれをからませて汁気がなくなるまで焼く。器に盛って，粉さんしょうを振り，しその葉と水気をしぼったおろしだいこんを添える。

● 甘辛いたれを加えて，いわしにからめましょう。

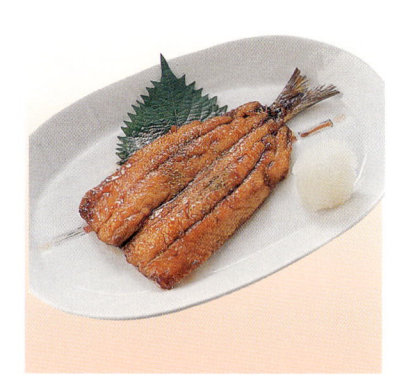

E(kcal)	P(g)	F(g)	食塩(g)
191	12.0	11.4	1.3

さけのマヨネーズ焼き

材料・分量（目安量）

さけ（生）	60g	赤ピーマン	20g
塩	0.5g	塩	0.1g
こしょう	（少々）	こしょう	（少々）
マヨネーズ	10g	油	2g
クレソン	3g		

作り方

① さけはペーパータオルで水気をふきとり，塩0.5gとこしょうを振る。
② ①にマヨネーズを振り，オーブントースターで8〜10分焼く。
③ 赤ピーマンは縦半分に切って種をとり除き，一口大の乱切りにする。
④ フライパンに油を熱し，③を入れて炒め，塩，こしょうを振る。
⑤ 器に②を盛り，④を添え，クレソンを飾る。

● マヨネーズの風味をきかせてリッチな味に仕上げます。

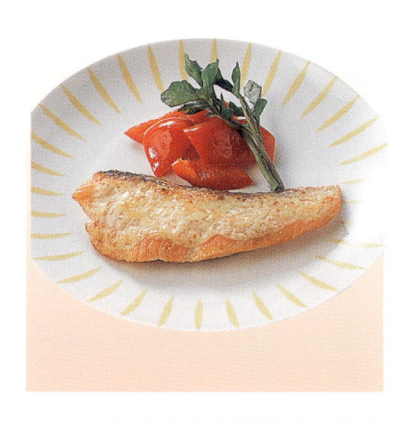

E(kcal)	P(g)	F(g)	食塩(g)
172	13.9	11.7	0.9

組合せ料理例

主菜

はるさめ肉じゃが

材料・分量（目安量）

じゃがいも	50 g	グリンピース（冷凍）		砂糖	3 g
牛肉（かたロース）	40 g		5 g	酒	6 g
たまねぎ	50 g	油	4 g	みりん	3 g
はるさめ	10 g	だし汁	100 g	しょうゆ	8 g

作り方

① じゃがいもは乱切りにして，たっぷりの熱湯でゆでる。
② 牛肉は食べやすい大きさに切る。
③ たまねぎはくし形に切り，ゆでる。はるさめは熱湯に5分つけて戻し，水にとってからしっかり水気をきり，食べやすい長さに切る。
④ 鍋に油を入れて熱し，牛肉を炒める。たまねぎ，はるさめの順に加えて炒め合わせる。
⑤ ④にだし汁，砂糖，酒，みりんを加えて中火で煮立てる。水気をきった①を加えて弱火にし，しょうゆで味付けする。
⑥ 器に盛り，グリンピースを散らす。

●おふくろの味を楽しみましょう。

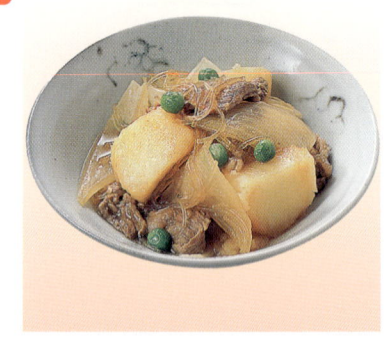

E(kcal)	P(g)	F(g)	食塩(g)
330	8.1	19.1	1.3

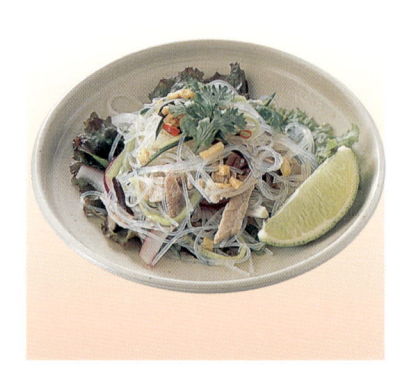

はるさめと豚肉のタイ風サラダ

材料・分量（目安量）

はるさめ	25 g	赤たまねぎ	10 g	ナンプラー	6 g
豚肉（かた）	40 g	にんにく	2 g	ライム果汁	10 g
塩	0.3 g	油	4 g	A	砂糖	1.5 g
こしょう	(少々)	香菜	(適宜)		塩	0.5 g
きくらげ	1 g	サニーレタス	10 g	赤とうがらし	0.5 g
きゅうり	20 g	ライム（飾り用）	8 g	こしょう	(少々)

作り方

① はるさめは熱湯に5分つけて戻し，水にとってからしっかり水気をきり，食べやすい長さに切る。豚肉は塩0.3 g，こしょうをして，しばらくおいてからゆでる。冷ましたものを細切りにする。きくらげは湯に戻し，かたい部分を除きせん切りにする。きゅうりはせん切り，赤たまねぎは皮をむき，繊維にそって薄切りにし水に放つ。
② ボウルに①を入れAで和えてサニーレタスを敷いた器に盛り付け，油できつね色になるまで炒めたにんにく（みじん切り）とライム，香菜を飾る。

●はるさめはエスニック料理にぴったりです。

E(kcal)	P(g)	F(g)	食塩(g)
236	8.6	10.1	1.7

鶏肉の唐揚げ

材料・分量（目安量）

鶏肉（もも・皮つき）	60 g	酒	5 g
かたくり粉	6 g	砂糖	2 g
にんにく	2 g	油	5 g
しょうが	3 g	パセリ	1 g
しょうゆ	6 g	サニーレタス	10 g

作り方

① にんにくはみじん切りにし，しょうがはすりおろす。
② ボウルに①，しょうゆ，酒，砂糖を入れ，混ぜ合わせる。
③ 鶏肉は一口大に切り，全体をフォークで刺しておく。②のたれに15分ほど漬け，味をよくしみ込ませる。
④ ③をたれからとり出し，汁気をよくふきとって，かたくり粉を全体にまぶす。
⑤ 揚げ油を170℃に熱し，④を入れきつね色になるまで揚げる。
⑥ 器に盛り，ざく切りにして水によく放ったサニーレタスとパセリを添える。

●たれに漬け込んで揚げるため風味が増します。

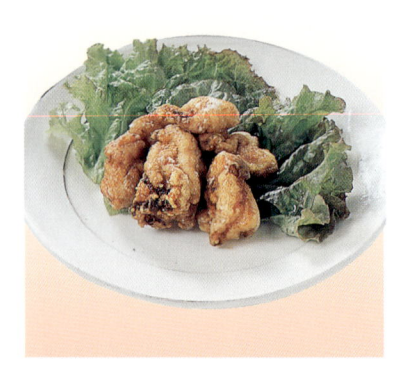

E(kcal)	P(g)	F(g)	食塩(g)
209	10.5	13.5	0.9

鶏のグリル焼きカレー風味

材料・分量（目安量）

鶏肉（もも・皮つき）	60 g	カレー粉	1 g
しょうゆ	5 g	香菜	（適宜）
酒	5 g		

作り方
① 鶏肉はフォークで何力所か刺してから、しょうゆと酒に15分ほど漬け込む。
② 鶏肉の汁気をふきとり、カレー粉を両面に振りかけ、両面をこんがり焼く。
③ あれば香菜を添える。

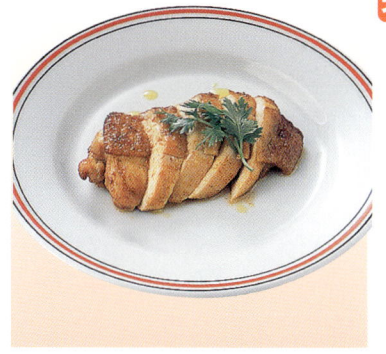

● 暑さに負けないエスニック料理です。

E(kcal)	P(g)	F(g)	食塩(g)
133	10.3	8.5	0.8

かれいの唐揚げ和風あんかけ

材料・分量（目安量）

かれい	60 g	生しいたけ	10 g	酒	3 g
小麦粉	5 g	さやえんどう	5 g	みりん	3 g
油	9 g	しょうが	2 g	砂糖	1.5 g
にんじん	10 g	だし汁	50 g	かたくり粉	1.2 g
たまねぎ	10 g	しょうゆ	3 g		

作り方
① かれいは水気をふきとり、小麦粉をまんべんなくまぶす。
② ①は160〜170℃の油で揚げる。
③ にんじん、たまねぎ、石づきをとったしいたけはそれぞれせん切りにし、ゆでる。さやえんどうもせん切りにする。
④ 鍋にだし汁を煮立て、③の野菜を入れて火が通ったら、しょうゆ、酒、みりん、砂糖で調味する。しょうがのしぼり汁を加える。
⑤ ④に水溶きかたくり粉を加え、汁はあんにする。②を器に盛り、あんを上からかける。

● 骨付きの魚はうまみがたっぷり含まれています。

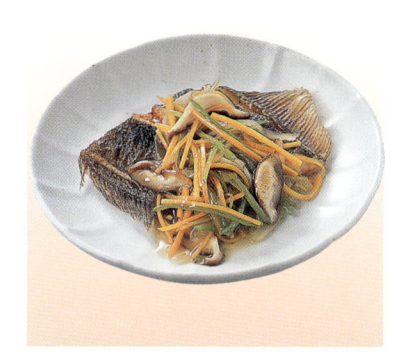

E(kcal)	P(g)	F(g)	食塩(g)
193	13.2	9.9	0.7

ごぼうとこんにゃくのきんぴら

材料・分量（目安量）

ごぼう	40 g	砂糖	2 g
糸こんにゃく	30 g	みりん	4 g
赤とうがらし	0.2 g	しょうゆ	5 g
かつお節	0.5 g	油	3 g
酒	3 g		

作り方
① ごぼうは洗い、皮をこそげる。細長い乱切りにし、薄い酢水にさらした後、ゆでる。
② 糸こんにゃくは5cm長さに切り、ゆでる。
③ 鍋に油を熱し、水気をきった①と②を炒め、小口切りにした赤とうがらしを加えて炒める。酒、水30gを加え、煮立ったらかつお節（飾り用に少量とっておく）、砂糖、みりん、しょうゆを加え、弱火で20分ほど煮る。

● ごぼうの風味を味わいましょう。

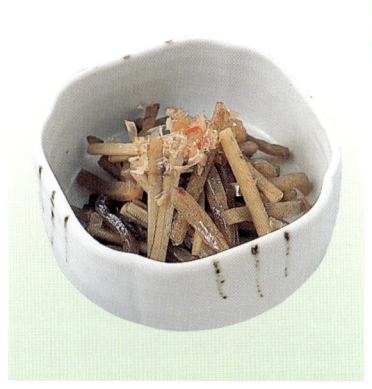

E(kcal)	P(g)	F(g)	食塩(g)
82	1.6	3.1	0.7

組合せ料理例

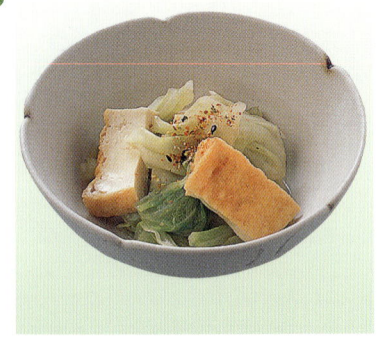

副菜

キャベツと生揚げの煮物

材料・分量（目安量）

キャベツ	50 g	しょうゆ	2 g
生揚げ	20 g	塩	0.5 g
だし汁	50 g	七味とうがらし	（少々）
みりん	4 g		

作り方

① キャベツは4 cm角に切り，ゆでる。
② 生揚げはゆでて水気をきり，縦半分に切って2 cm幅に切る。
③ 鍋にだし汁を煮立て，①，②，みりん，しょうゆ，塩を入れ煮立てる。弱火にし，4分ほど煮る。
④ 器に盛り，七味とうがらしを振る。

E(kcal)	P(g)	F(g)	食塩(g)
54	3.1	2.4	0.8

● 常備菜としても好まれます。

なすのごま和え

材料・分量（目安量）

なす	60 g	いりごま	2 g
		だし汁	15 g
		しょうゆ	5 g

作り方

① なすは厚めの輪切りにし，ゆでる。
② ボウルにいりごま，だし汁，しょうゆを混ぜ合わせる。
③ ①のなすは水気をきって，②に加えて和える。

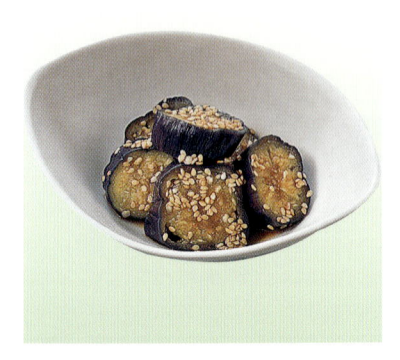

E(kcal)	P(g)	F(g)	食塩(g)
29	1.5	1.1	0.7

● 相性のよいなすとごまを使った一品です。

こまつなとのりの和風サラダ

材料・分量（目安量）

こまつな	60 g	A	しょうゆ	4 g
のり	0.3 g		酢	4 g
			ごま油	3 g
			砂糖	1 g
			いりごま	1 g

作り方

① こまつなは熱湯でゆで，水に放ち冷ます。3 cm長さに切り，水気をきる。
② 焼きのりはさっと火にあぶり，手でちぎる。
③ ドレッシングの材料Aを混ぜ合わせ，①を加えて和える。上に②ののりを飾る。

E(kcal)	P(g)	F(g)	食塩(g)
50	1.5	3.7	0.6

● こまつなはカルシウムがたっぷりです。

副菜

かぼちゃのガーリックサラダ

材料・分量（目安量）

かぼちゃ（西洋）	60 g	しょうが	1 g	こしょう	（少々）
たまねぎ	5 g	油	5 g	パセリ	0.2 g
にんにく	1 g	塩	0.2 g	レタス	10 g

作り方

① かぼちゃは皮つきのまま1cm厚さに切る。ゆでて，水気をきる。
② レタスは粗いざく切りにし，水に放つ。
③ たまねぎはみじん切りにし，ゆでる。にんにくは縦半分に切って，みじん切りにする。しょうがはみじん切りにする。
④ フライパンに油を熱し，にんにくを入れて熱し，香りが出たら水気をきったたまねぎ，しょうがを加え炒める。
⑤ ④に①を並べ入れ，薄く焼き色がついて全体に透き通った感じになるまで，両面を焼く。焼き上がりに塩，こしょうを振り調味する。器に盛り，パセリ，水気をきったレタスを添える。

●にんにくの香りをきかせたサラダです。

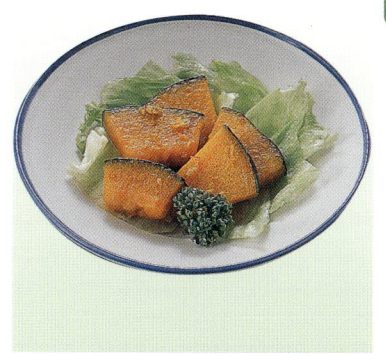

E(kcal)	P(g)	F(g)	食塩(g)
105	1.3	5.2	0.2

はくさいの中華風マリネ

材料・分量（目安量）

はくさい	60 g		油	4 g
塩	0.4 g	A	酢	10 g
さくらえび	5 g		砂糖	3 g
赤とうがらし	0.2 g		塩	0.1 g

作り方

① はくさいは葉と軸に分ける。軸は長さを半分に切り，縦5mmの細切りにしゆでる。
② 水気をきったはくさいに塩を振り，20～30分おいた後，かために水気をしぼる。
③ フライパンを熱して油を入れ，さくらえび，小口切りにした赤とうがらしを加え弱火で炒める。
④ 合わせ酢の調味料Aをよく混ぜ合わせて，③に回し入れ，和える。
⑤ 強火にして，②のはくさいを入れ，ざっと炒める。器に盛る。

●常備菜として便利なマリネです。

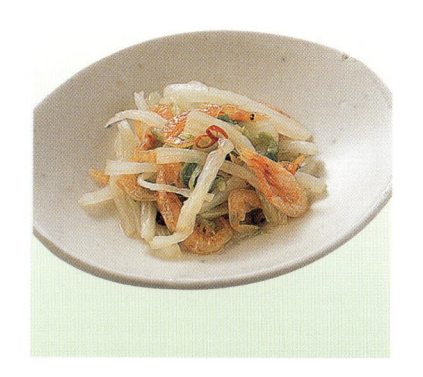

E(kcal)	P(g)	F(g)	食塩(g)
76	3.8	4.3	0.6

さといもの白煮

材料・分量（目安量）

さといも	60 g	塩	0.2 g
さやえんどう	5 g	うすくちしょうゆ	3 g
だし汁	60 g	ゆずの皮	1 g
砂糖	1.5 g		

作り方

① さといもは皮をむき，たっぷりの水でゆでる。
② 鍋に①とだし汁を入れ中火にかけ，煮立ったら落としぶたをして10～12分位煮る。砂糖，塩，うすくちしょうゆを加え，さらに10分ほど煮る。
③ さやえんどうはすじを取って，斜め1/2に切り，さっとゆでる。③の煮汁に入れてさっとひと煮立ちする。
④ 器に③を盛り，④を添え，煮汁をかける。ゆずの皮のせん切りを飾る。

●色白に仕上げた関西風の煮物です。

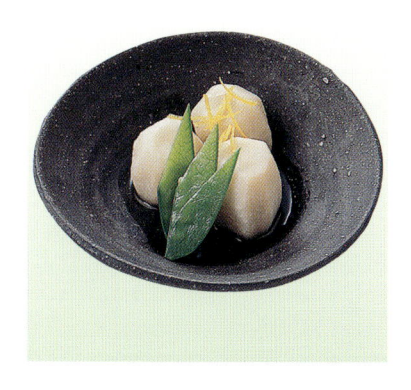

E(kcal)	P(g)	F(g)	食塩(g)
46	1.4	0.1	0.7

組合せ料理例

組合せ料理例

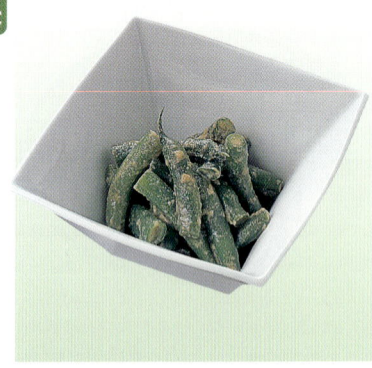

副菜

さやいんげんのピーナッツバター和え

材料・分量（目安量）
さやいんげん	40 g	しょうゆ	3 g
ピーナッツバター	5 g	塩	0.1 g
砂糖	1.5 g	だし汁	3 g

作り方
① さやいんげんはすじを取り，ゆでる。水気をきって，数本ずつひとまとめにして1/3の長さに切る。
② ボウルにピーナッツバター，砂糖，しょうゆ，塩，だし汁を入れ，①を加え混ぜ合わせる。
③ 器に盛る。

E(kcal)	P(g)	F(g)	食塩(g)
49	2.2	2.6	0.6

●カリウムが多いピーナッツバターはきちんと計量をします。

キャベツのカレー風味ソテー

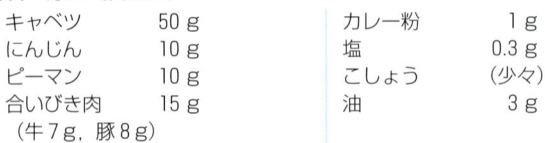

材料・分量（目安量）
キャベツ	50 g	カレー粉	1 g
にんじん	10 g	塩	0.3 g
ピーマン	10 g	こしょう	(少々)
合いびき肉	15 g	油	3 g
（牛7 g，豚8 g）			

作り方
① キャベツはかたい芯の部分はそぎ取り，粗切りにしゆでる。にんじんは皮をむき3 cm長さの短冊切り，ピーマンは芯と種を除き縦に4等分に切り，ゆでる。
② フライパンに油を熱し，合いびき肉を入れて強火で炒め，水気をきった①の野菜を加えてカレー粉，塩，こしょうで味をつけ全体を混ぜ合わせて炒める。

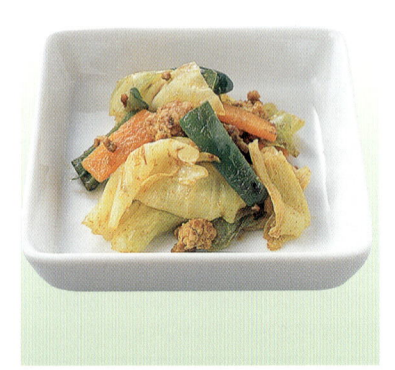

E(kcal)	P(g)	F(g)	食塩(g)
83	3.7	5.5	0.3

●カレー風味は食欲をそそってくれます。

ごぼうサラダ

材料・分量（目安量）
ごぼう	40 g	マヨネーズ	8 g
さけ（生）	10 g	こしょう	(少々)
白ワイン	3 g	レモン果汁	2 g

作り方
① ごぼうはよく洗って包丁で皮をこそげ落とし，斜め薄切りにする。さらに少しずらしながら重ねてせん切りにする。水につけあく抜きをし，ゆでる。
② 鍋に水気をきったごぼうを入れ，油，塩（分量外）を振りかけて，2～3分煮て冷ます。
③ さけは白ワインをふりかけ，ラップをして電子レンジで1分30秒ほど加熱する。粗熱をとってから身をほぐしておく。
④ ボウルに③，マヨネーズ，こしょう，レモン汁を入れて混ぜ，②を加えて全体に混ぜ合わせる。
⑤ 器に盛る。

E(kcal)	P(g)	F(g)	食塩(g)
96	3.2	6.2	0.2

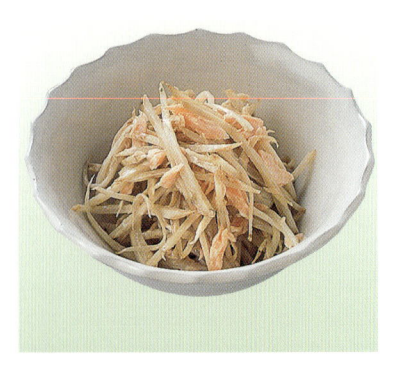

●マヨネーズでエネルギーアップがはかれます。

みつばとながいもの明太子和え

材料・分量（目安量）

みつば	10 g	酒	1 g
ながいも	40 g	のり	0.3 g
明太子	10 g		

作り方

① みつばは根元を除き，2 cm長さに切り，冷水に放つ。
② ながいもは皮をむいてゆでる。キッチンペーパーで包み，のし棒で軽くたたいて粗くくずす。
③ 明太子は皮をむいて粗くほぐし，酒を加えて混ぜる。
④ ボウルに水気をきったみつば，②，③を入れて混ぜ合わせ，器に盛る。刻みのりを飾る。

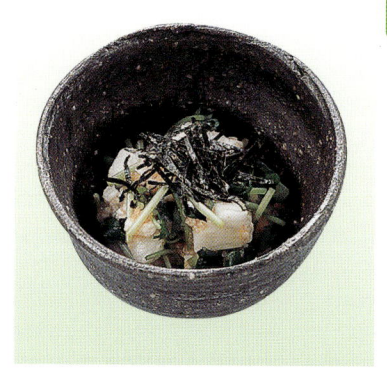

● おつまみにも向く一品です。

E(kcal)	P(g)	F(g)	食塩(g)
42	3.2	0.5	0.6

にらと牛肉の炒めサラダ

材料・分量（目安量）

にら	30 g	砂糖	1.5 g
たけのこ（水煮缶詰）	20 g	しょうゆ	5 g
牛肉（ばら・脂身つき）	15 g	中華ドレッシング	5 g
はるさめ	5 g	ごま油	4 g
酒	3 g		

作り方

① にらは4～5 cm長さに切り，さっとゆでて水気をきる。
② たけのこは4～5 cm長さの薄切りにする。
③ 牛肉は細切りにし，酒，砂糖，しょうゆをまぶして漬けておく。
④ はるさめはゆでて，水気をきり4～5 cm長さに切る。
⑤ フライパンにごま油を熱し，③の牛肉を強火でさっと炒め，ついで②を炒める。
⑥ ボウルに①，④，⑤，中華ドレッシングを入れて和える。器に盛る。

● ドレッシングをかけ，さっぱりとした中華風料理に。

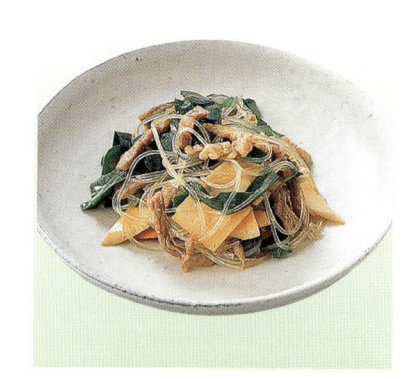

E(kcal)	P(g)	F(g)	食塩(g)
175	3.1	13.7	0.9

さやいんげんのナムル

材料・分量（目安量）

さやいんげん	40 g	塩	0.3 g
にんにく	5 g	ごま油	4 g
		いりごま	1 g

作り方

① さやいんげんはへたを切り，縦に4つ割りにし，長さを半分に切り，ゆでる。
② ①が熱いうちにボウルに入れ，すりおろしたにんにく，塩，ごま油を加えて和える。
③ 器に盛り，ごまを振る。

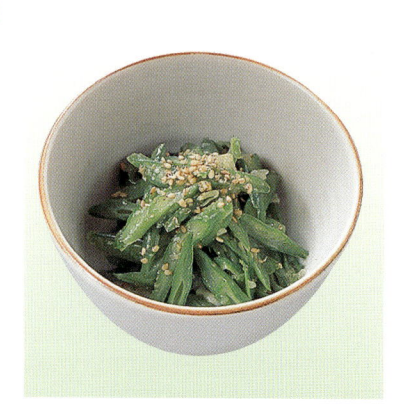

● 韓国風のお浸しです。

E(kcal)	P(g)	F(g)	食塩(g)
59	1.2	4.6	0.3

組合せ料理例

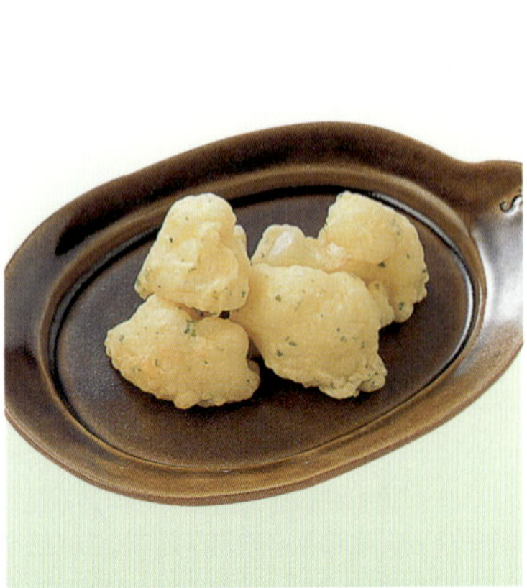

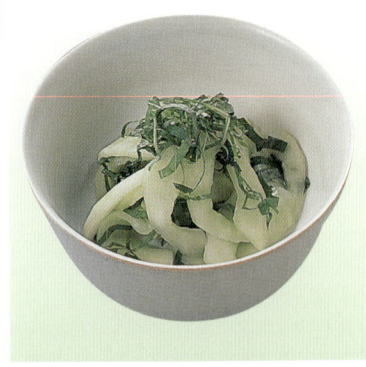

副菜

白うりのしそ風味サラダ

材料・分量（目安量）

白うり	40 g	酢	4 g
青じそ	2 g	砂糖	1 g
だし汁	2 g	塩	0.5 g

作り方
① 白うりは皮をむき，縦半分に切る。種をスプーンでとり除き，斜め薄切りにし水に放つ。
② ①の水気をきり，ボウルに入れ塩少々（分量外）を振って手でもみ込み，20分ほどおく。水が出てきたら洗って水気をきる。
③ 青じそはせん切りにして水にさらし，水気をきる。
④ だし汁，酢，砂糖，塩を混ぜ合わせ，②と③を加えてよく混ぜ合わせ，器にこんもりと盛る。

E(kcal)	P(g)	F(g)	食塩(g)
12	0.5	0.0	0.5

●手軽に作れる漬物感覚のサラダです。

カリフラワーのフリッター

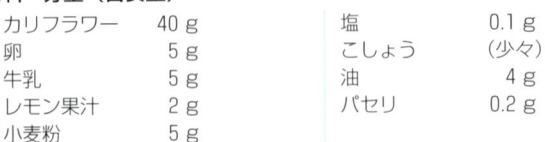

材料・分量（目安量）

カリフラワー	40 g	塩	0.1 g
卵	5 g	こしょう	（少々）
牛乳	5 g	油	4 g
レモン果汁	2 g	パセリ	0.2 g
小麦粉	5 g		

作り方
① カリフラワーは小房に分け，ゆでこぼし水気をきっておく。
② ボウルに卵を溶きほぐして牛乳，レモン汁を加えて混ぜ合わせる。小麦粉はふるいにかけながら加えてさっくりと混ぜ合わせ，塩，こしょうで調味する。
③ 揚げ油は中温に熱し，①のカリフラワーの茎の部分をもって花雷部分に②の衣をつけながら入れる。
④ ときどき返しながら揚げ，網にとって油をきる。
⑤ 器に盛り付け，パセリのみじん切りを散らす。

E(kcal)	P(g)	F(g)	食塩(g)
78	2.4	4.8	0.1

●おしゃれな食感をお楽しみください。

ホワイトアスパラとトマトの和風サラダ

材料・分量（目安量）

ホワイトアスパラ（缶）	40 g	A	しょうゆ	5 g
トマト	30 g		酢	5 g
青じそ	1 g		油	4 g

作り方
① ホワイトアスパラはくずれないように缶からとり出す。
② 青じそはせん切りにし，水にさらして水気をきる。
③ トマトは湯むきにして，薄い輪切りにし種を除く。
④ ボウルにドレッシングの材料Aを入れ，よく混ぜ合わせる。
⑤ 器にトマトを敷き，アスパラガスを盛り合わせ，②を上に飾る。食べる直前に④をかける。

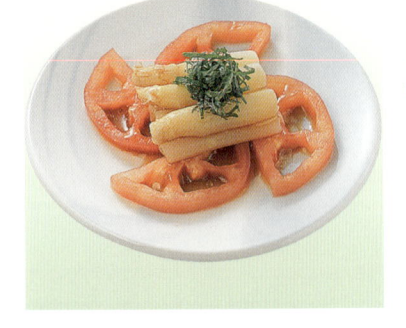

E(kcal)	P(g)	F(g)	食塩(g)
57	1.6	4.1	1.1

●ホワイトアスパラは舌でとろけるのが絶妙です。

吉野汁

材料・分量（目安量）

だいこん	20 g	万能ねぎ	3 g	塩	0.4 g
にんじん	10 g	油	2 g	しょうゆ	2 g
ごぼう	10 g	だし汁	100 g	かたくり粉	1.5 g

作り方
① だいこんとにんじんは薄いいちょう切りにする。
② ごぼうは輪切りか半月切りにし，水にさらす。
③ 万能ねぎは小口切りにする。
④ 鍋に油を熱して①，②を炒め，だし汁を加えて，煮立ったら塩としょうゆで調味する。
⑤ 水溶きかたくり粉でとろみをつけ，③をちらす。

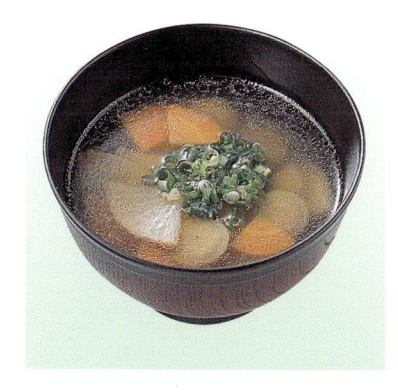

●汁は少なめが基本です。根菜類をたっぷり召し上がれ。

E(kcal)	P(g)	F(g)	食塩(g)
41	0.8	2.1	0.8

かきたま汁

材料・分量（目安量）

卵	15 g	塩	0.5 g
みつば	3 g	しょうゆ	1 g
だし汁	100 g	かたくり粉	1.5 g

作り方
① みつばは2cm長さに切る。
② 鍋にだし汁を入れて熱し，塩，しょうゆで調味し，沸騰しているところに水溶きかたくり粉を回し入れてとろみをつける。
③ ②に溶き卵を流し入れ，卵がふわっと浮いたらみつばを加えて火を止める。

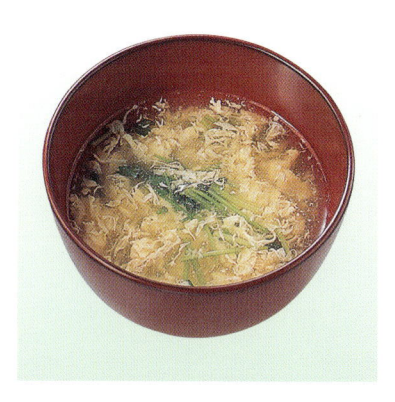

●卵はふわっと仕上げましょう。

E(kcal)	P(g)	F(g)	食塩(g)
31	2.3	1.5	0.8

きのことささ身のスープ

材料・分量（目安量）

生しいたけ	10 g	オリーブ油	2 g	鶏肉（ささ身）	20 g
しめじ	10 g	塩	0.3 g	長ねぎ	20 g
えのきたけ	10 g	こしょう	（少々）	固形コンソメ	1 g
にんにく	1 g			水	100 g

作り方
① 生しいたけは石づきを除きいちょう切りにする。しめじは小房に分ける。えのきたけは石づきを除き，半分に切ってほぐす。
② フライパンにオリーブ油，たたきつぶしたにんにくを入れて火にかける。香りがしたら，きのこ類を入れて炒め，塩，こしょうで調味する。
③ 鶏ささみはすじを取り，縦半分に切って細切りにする。
④ ねぎは縦半分に切って斜め薄切りにする。
⑤ 鍋に水と固形コンソメ，③を加え，煮立ったら④と②を加えて火を止める。

●きのこたっぷりの温かいスープをどうぞ。

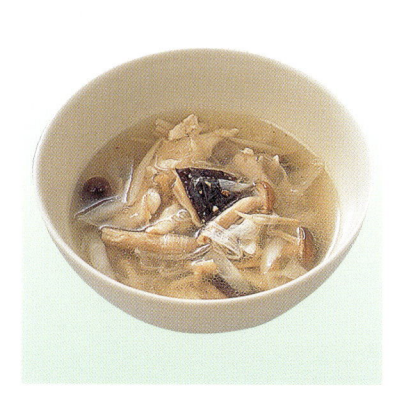

E(kcal)	P(g)	F(g)	食塩(g)
55	5.7	2.4	0.7

組合せ料理例

汁

ズッキーニとセロリーのミネストローネ

材料・分量（目安量）

ベーコン	10 g	ズッキーニ	10 g	水	100 g
にんにく	1 g	じゃがいも	30 g	オリーブ油	2 g
たまねぎ	20 g	トマト（缶詰・ホール		無塩バター	1 g
にんじん	10 g	・無塩）	20 g	塩	0.5 g
セロリー	10 g	固形コンソメ	0.5 g	こしょう	（少々）

作り方

① ベーコン，たまねぎ，にんじん，セロリーは1 cm角に切る。ズッキーニ，じゃがいもは1.5 cm角に切る。缶詰のホールトマトはざく切りにする。
② 鍋にオリーブ油とバターを熱し，たたきつぶしたにんにく，ベーコン，たまねぎ，にんじん，セロリー，ズッキーニを炒める。
③ ②に水，固形コンソメ，トマトを加え，ひと煮立ちしたら塩，こしょうで調味する。
④ じゃがいもを加え，軟らかくなるまで煮る。

●イタリアの家庭的スープです。

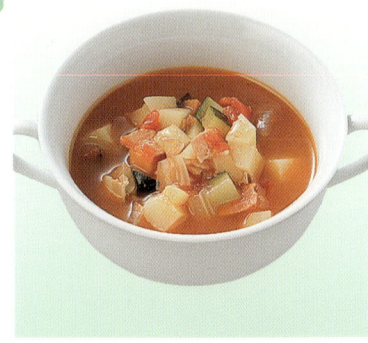

E(kcal)	P(g)	F(g)	食塩(g)
110	2.5	6.9	0.9

デザート・間食

わらびもち

材料・分量（目安量）

わらび粉	25 g	砂糖	12 g	きな粉	1 g
水	30 g	水	100 g	砂糖	1 g
				シナモン	0.5 g

作り方

① わらび粉に水30 gを加えて溶き，こし器でこしておく。
② 鍋に砂糖と水100 gを入れ溶かし，①を加え混ぜ，こし器でこす。
③ 鍋に②を入れ，中火にかけて透明感のあるもち状になるまで木べらで練り，バットに流し入れる。
④ ③の粗熱がとれたら冷蔵庫で冷やし，バットから出して食べやすい大きさに切り分ける。
⑤ 器に盛り，混ぜ合わせたきな粉と砂糖，シナモンを全体にまぶす。

●のどごしのよさに魅かれます。

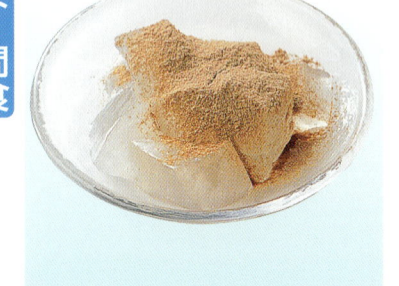

E(kcal)	P(g)	F(g)	食塩(g)
139	0.4	0.3	0.0

たこやき

材料・分量（目安量）

小麦粉	20 g	紅しょうが	1 g	中濃ソース	10 g
水	30 g	てんかす	2 g	青のり粉	0.1 g
まだこ（ゆで）	20 g	油	4 g	かつお節	0.5 g
万能ねぎ	3 g				

作り方

① 小麦粉は水を入れて混ぜる。
② ゆでたたこは一口大に切る。万能ねぎは小口切り，紅しょうがはみじん切りにする。
③ たこ焼き器を熱し，油を引いて①を流し②，てんかすを入れる。
④ 全体がこんがり焼き色がつくまで，何度もひっくり返しながら焼く。
⑤ 器に盛り，表面にソースを塗り，かつお節と青のり粉を振りかける。

●ついつい食欲が進みます。

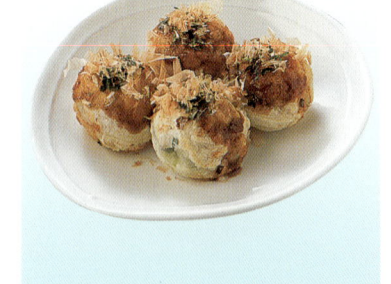

E(kcal)	P(g)	F(g)	食塩(g)
151	6.6	4.8	0.8

透析

豚肉のお好み焼き

材料・分量（目安量）

小麦粉	25g	長ねぎ	5g	油	6g
だし汁	40g	紅しょうが	2g	中濃ソース	12g
ながいも	20g	てんかす	2g	青のり粉	0.1g
キャベツ	20g	豚肉（ばら）	15g	かつお節	0.5g

作り方
① 小麦粉はだし汁を入れて混ぜる。さらに，すりおろしたながいもを加え混ぜる。
② キャベツは細いせん切りにしてゆでる。ねぎは小口切り，紅しょうがはみじん切りにする。
③ ボウルに①と②，てんかすを合わせる。
④ フライパンを熱し油を引いて③を流し，表面に豚肉をのせる。両面を焼く。
⑤ 表面にソースを塗り，かつお節と青のり粉を振りかける。

● 焼きたてを皆で楽しくいただきましょう。

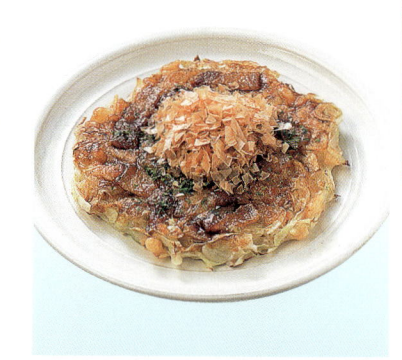

E(kcal)	P(g)	F(g)	食塩(g)
248	5.6	12.1	0.9

ごはんのお焼き

材料・分量（目安量）

冷やごはん	80g	万能ねぎ	3g	油	3g
卵	10g	かつお節	0.3g	しょうゆ	1g
塩	0.2g	梅干し	5g		

作り方
① 冷やごはんに溶き卵，塩を加えて混ぜ合わせる。
② 万能ねぎは小口切りにする。
③ ①に万能ねぎ，梅干し，かつお節を加え混ぜ，丸く形作る。
④ フライパンに油を熱し，③をお好み焼きのようにしょうゆ味でこんがりと焼き上げる。

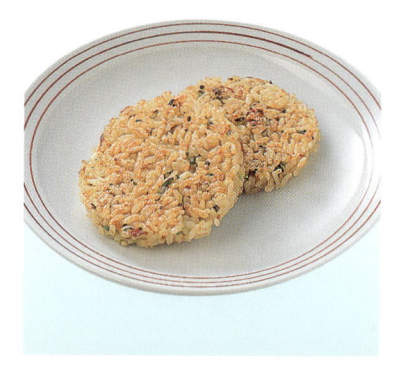

● 残りごはんをおいしくいただきましょう。

E(kcal)	P(g)	F(g)	食塩(g)
181	3.6	4.3	1.5

いちじくのワイン煮

材料・分量（目安量）

いちじく	60g	グラニュー糖	15g	ホイップクリーム	10g
赤ワイン	15g	シナモンスティック		砂糖	1g
水	30g		1/2本		

作り方
① いちじくは皮をむき鍋に入れ，赤ワインと水を注ぎ強火にかける。煮立ったらグラニュー糖と半分に折ったシナモンスティックを加え，落としぶたをして弱めの中火で煮る。煮汁につけたまま冷まし，冷蔵庫で冷やす。
② ホイップクリームに砂糖を加えて泡立てる。
③ ①を器に盛り，②をかける。

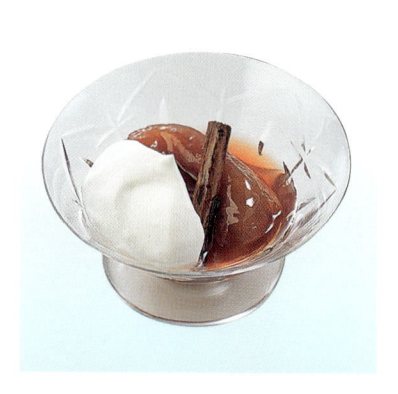

● 秋の味覚のデザートです。

E(kcal)	P(g)	F(g)	食塩(g)
146	0.8	3.7	0.0

組合せ料理例

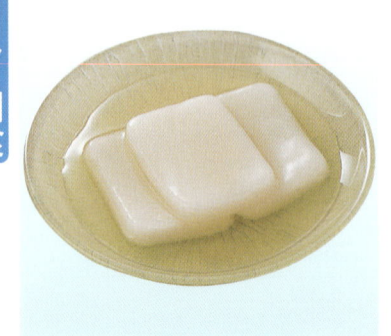

デザート・間食

梅シロップ漬

材料・分量（目安量）

グンプンでんぷんもち	48 g	砂糖	4 g
梅酒	15 g		

作り方
① 梅酒に砂糖を加え，よく混ぜておく。
② 好みのかたさにゆでたでんぷんもちを①に漬け込む。
③ 時間がたつとかたくなるので，軟らかいうちに食べる。

E(kcal)	P(g)	F(g)	食塩(g)
131	0.1	0.1	0.0

●でんぷんもちの食感が楽しいデザートです。

ココナッツぜんざい

材料・分量（目安量）

あずき（つぶしあん）	25 g	ナタデココのシロップ漬	60 g
ココナッツミルク	15 g	いちご	10 g
砂糖漬	1.5 g	ミントの葉	（1枚）

作り方
① ココナッツミルクと砂糖を混ぜ合わせ，汁気をきったナタデココを加える。
② 器にナタデココとつぶしあんを盛る。
③ へたをとったいちごとミントの葉を飾る。

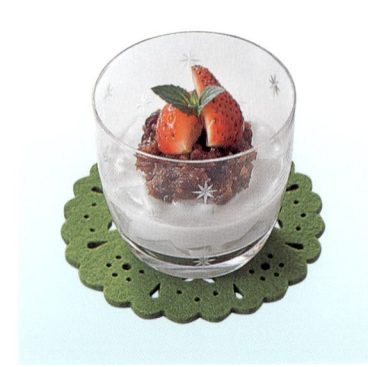

E(kcal)	P(g)	F(g)	食塩(g)
151	1.8	2.6	0.0

●あんの色とココナッツミルクの白の層がとてもきれいです。

さつまいものみつ煮

材料・分量（目安量）

さつまいも	50 g	グラニュー糖	15 g
くちなしの実	1個	水	30 g
		レモン	10 g

作り方
① さつまいもは皮をむき，一口大の乱切りにし水にさらしてあく抜きする。
② 鍋に水気をきった①とガーゼに包んだくちなしを入れ，たっぷりの水を加えて煮る。さつまいもが軟らかくなるまでゆで，ゆで汁を捨てる。
③ 小鍋にグラニュー糖，水30 g，薄切りにしたレモンを入れ煮溶かし，キッチンペーパーでこす。②の鍋に加え，キッチンペーパーで落としぶたをして中火にかけ，煮立ったら弱火にして煮る。
④ 火を止めて，煮汁につけたまま冷まし，器に盛る。

E(kcal)	P(g)	F(g)	食塩(g)
129	0.7	0.2	0.0

●さつまいもの黄金色が鮮やかです。

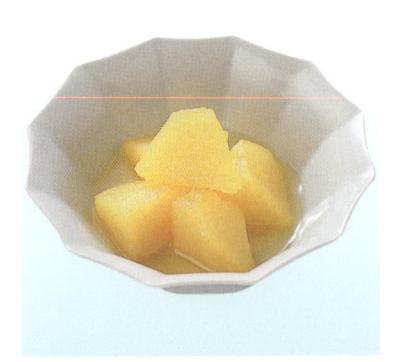

肝臓疾患（慢性肝炎，肝硬変）

肝臓疾患の医学 …………… 104
医師：田中　明（女子栄養大学）

栄養食事療法 …………… 111
管理栄養士：高岸和子（武庫川女子大学）

食事計画│献立例 …………… 120
管理栄養士：高岸和子（武庫川女子大学）

組合せ料理例 …………… 138
管理栄養士：高岸和子（武庫川女子大学）

肝臓疾患の医学

Ⅰ. 肝臓疾患の概要

❶ 急性肝炎とは

　一般に肝炎ウイルスの感染による肝障害をいい，急性の肝細胞の壊死・破壊を認めます。わが国ではA型，B型，C型肝炎ウイルスの感染が多く見られ，それぞれA型，B型，C型肝炎といいます（表1）。急性肝炎の1～2％は重症化して致死率の高い（約70％）劇症肝炎[*1]に移行します。

1．A型肝炎

　経口感染で，衛生環境の悪い地域で流行性に発生します。また，散在性に季節発生（初冬から春）することもあります。ほとんどは急性肝炎で治癒し，慢性肝炎に移行することはまれです（図1）。

2．B型肝炎

　非経口感染で，感染者の血液などに接触することにより感染する水平感染と，母親が感染者で出産時に子に感染する垂直（母子）感染があります。水平感染のほとんどは急性肝炎で治癒し，慢性肝炎に移行することはまれです。垂直感染の場合，高率にB型肝炎ウイルスのキャリア[*2]となり，その約90％は肝炎を発症せず一生を終えますが，約10％は慢性肝炎，肝硬変，肝細胞がんに移行します（図1）。

3．C型肝炎

　感染者の血液を介して感染します。以前，輸血後肝炎が問題になったことがありましたが，現在では感染血液製剤の除外により激減しています。症状は軽い場合が多いですが，50％以上の高率で慢性化します（図1）。

*1 劇症肝炎は症状発現後8週間以内に重症化して肝不全に陥る肝炎である。

*2 B型肝炎ウイルスの持続感染状態をキャリアという。

表1　ウイルス性肝炎の特徴

	A型肝炎	B型肝炎	C型肝炎
感染経路	経口感染	水平感染（血液感染，性交渉）垂直（母子）感染	血液感染
潜伏期	15～45日	30～160日	15～120日
慢性化	まれ	水平感染はまれ　垂直感染は慢性化することがある	慢性化する場合が多い
予後	多くは急性肝炎で治癒	慢性化した患者の一部は，慢性肝炎，肝硬変，肝細胞がんに移行	

❷ 慢性肝炎とは

　慢性肝炎は，6カ月以上肝機能障害（AST，ALT異常など）が持続する状態で，病理学的には肝細胞の壊死や炎症と肝組織の線維化を認めます。その

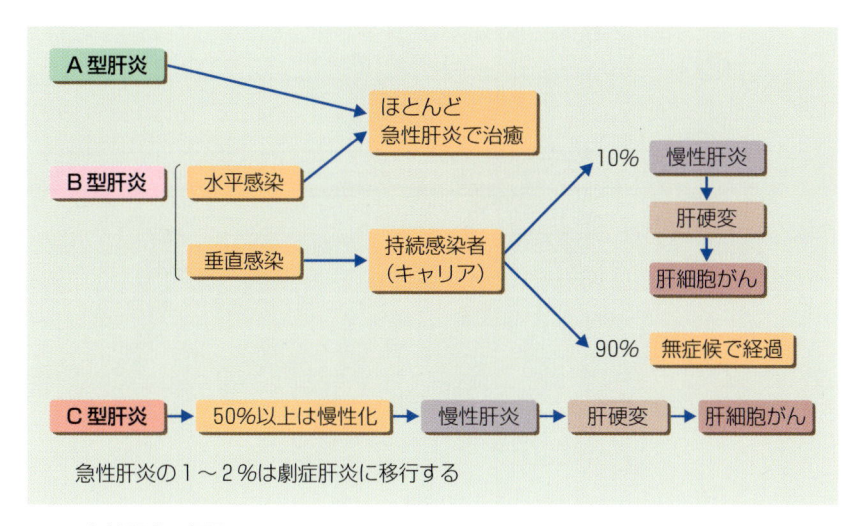

図1　急性肝炎の経過

　ほとんどは肝炎ウイルスにより，80％はC型肝炎ウイルス，残りの大部分はB型肝炎ウイルスです。C型急性肝炎は高率に慢性肝炎に移行しますが，症状が軽いために自覚されずに経過し*3，肝硬変，肝細胞がんに進行することがあります。B型肝炎では垂直感染によるキャリアが問題になります。キャリアの約10％は慢性肝炎，肝硬変，肝細胞がんへと進行していきます。

＊3 不顕性感染という。

❸ 肝硬変とは

　肝硬変は，慢性的な肝細胞の壊死・破壊と再生を繰り返した結果生じる肝障害の終末像です。

1．肝硬変の組織変化

■ 正常の肝臓と肝組織（図2）

　肝臓は腹腔の右上部，横隔膜下にあり，その重量は1,000～1,500gの大きな臓器です。肝臓の中央に肝門があり，肝動脈，門脈，リンパ管，神経および胆管がここから出入りしています。また，肝臓の裏側から肝静脈が出ます。肝臓は右葉と左葉からなり，成人では右葉は左葉の7倍あります。

　肝臓に入る血管は大動脈から分かれる肝動脈と，腸管，脾臓，膵臓からの血液を運ぶ門脈の2つがあります。肝動脈は肝組織に栄養と酸素を供給する栄養血管で，門脈は腸管から吸収された栄養素を肝臓に運ぶ機能血管です。肝臓から出る血管は肝静脈1つで，大静脈に注ぎます（図2）。

　肝組織は肝細胞の集団である肝小葉とその周辺部のグリソン鞘から構成されています。肝小葉の中心には中心静脈があり，それに向かって放射線状に肝細胞が索状に並んでいます*4。グリソン鞘には門脈，肝動脈，胆管の枝と線維組織が存在します。門脈，肝動脈の血流は肝臓に入るとグリソン鞘の枝に分岐し，肝小葉の肝細胞索を通り中心静脈に集まります。各小葉の中心

＊4 肝細胞索という。

肝臓疾患の医学　105

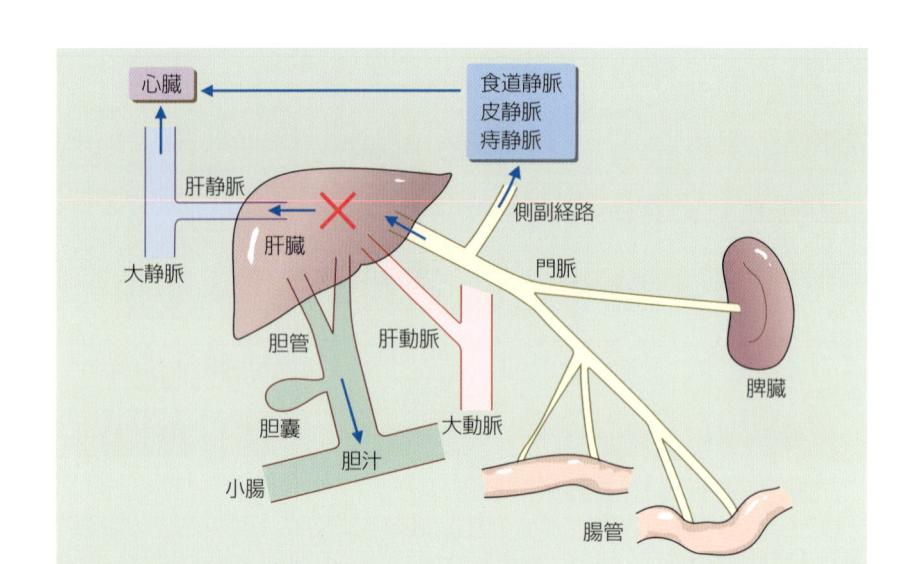

図2　肝臓に出入りする胆管および血管

静脈は合流して肝静脈になります。胆汁は肝細胞で合成され，グリソン鞘の小胆管に集められ，小胆管は合流して胆管になり胆嚢を経て小腸に至ります。

2 肝硬変の組織

慢性的な肝細胞の壊死・破壊と再生を繰り返した結果，正常の肝小葉構造は破壊されます。また，著明な線維化に伴い増生した線維性組織に取り囲まれた結節状の再生肝細胞集団[*5]を形成します。

*5 偽小葉という。

2．肝硬変の病因

肝硬変の病因はさまざまですが，C型肝炎ウイルスによるものが最も多く，B型肝炎ウイルスを含めて，肝炎ウイルスによるものは全体で80％以上を占めています。アルコール性肝硬変は約12％で，そのほか，長期のうっ血性心不全による肝硬変，悪性腫瘍などによる胆道閉塞に続発する肝硬変，原発性胆汁性肝硬変などがあります。原発性胆汁性肝硬変は中年女性に多く，慢性的な肝内胆汁うっ滞を認める肝硬変で，免疫異常が原因と考えられています。

Ⅱ．肝臓疾患の検査と診断

❶ 急性肝炎

全身倦怠感，食欲不振，悪心，嘔吐，発熱など風邪症状で発症し，黄疸による尿や皮膚の黄染により異常に気付きます。肝の腫大を認めます。

肝細胞の壊死・破壊を反映する血清AST，ALT[*6]値（表2）の著しい高

*6 これらを逸脱酵素という。

値を認め，1,000IU/l 以上になることもしばしばあります。その他，血清 LDH や黄疸の原因となるビリルビン値の上昇を認めます。

診断には肝炎ウイルスマーカーの血液検査を行います。HA 抗体陽性は A 型肝炎ウイルスの感染または感染の既往を示します。HBs 抗原陽性は B 型肝炎ウイルスに感染中であることを，HBs 抗体陽性は B 型肝炎ウイルスが排除されたことを示します。HBe 抗原陽性は B 型肝炎ウイルスが盛んに増殖していることを，HBe 抗体陽性は B 型肝炎ウイルスの増殖が沈静化したことを示します。また，HBc 抗体陽性は B 型肝炎ウイルス感染の既往を示します。HCV 抗体陽性は C 型肝炎ウイルスの感染または感染の既往を示します。HCV-RNA 定量は C 型肝炎ウイルスのウイルス量を示します。

❷ 慢性肝炎

症状としては全身倦怠感，食欲不振などを認めることもありますが，多くは自覚症状がありません。

血清 AST，ALT 値は急性肝炎に比べ低値ですが，異常値が持続します。その他，ALP，γGTP などの胆道系酵素異常（表 2），ICG（インドシアニン・グリーン色素）排泄率（表 2）の異常を認めます。また，肝組織の壊死や炎症の程度，線維化の程度を知るために肝生検が行われます。

❸ 肝硬変

1．症状と検査

全身倦怠感，体重減少，易疲労感などの肝疾患一般の症状以外に次のような症状，検査所見を認めます（表 2）。

■1 肝の実質機能低下によるもの

1）肝の合成機能低下によるもの

肝ではアルブミンなどのたんぱく，コレステロール，血液凝固因子，コリンエステラーゼ（ChE）などの酵素を合成しています。肝の合成機能が低下すると低アルブミン血症，低コレステロール血症，出血傾向，血中 ChE の低下を生じます。血中アルブミン濃度の低下は血液浸透圧を低下させ，水分の血管外への流出を生じます。これが浮腫や腹水となります。血液凝固因子の減少のためにプロトロンビン時間の延長を認めます。

2）肝の代謝機能低下によるもの

肝は女性ホルモンやアンモニアを代謝，解毒する機能を有しますが，この機能が障害されると，女性化乳房*7，手掌紅斑*8，クモ状血管腫*9，陰毛減少，精巣萎縮や高アンモニア血症を生じます。増加した血中のアンモニアは脳に達し，精神症状や意識低下を伴う肝性脳症を起こします。

■2 肝血流障害によるもの（図 2）

肝の線維化と結節形成のために，肝を経由して肝静脈に至る門脈血流の経

*7 男性の乳房が大きくなる。

*8 手のひらが赤くなる。

*9 胸部皮膚のクモ状の毛細血管拡張を認める。

表2 肝硬変でみられる症状と検査所見

肝の実質機能低下によるもの	肝の合成機能低下によるもの	低アルブミン血症→腹水，浮腫 低コレステロール血症 血液凝固因子合成障害→出血傾向 低コリンエステラーゼ血症
	肝の代謝，解毒機能低下によるもの	女性化乳房，手掌紅斑，クモ状血管腫，陰毛減少，精巣萎縮 高アンモニア血症→肝性脳症
肝血流障害によるもの	門脈の側副路の血流増加によるもの	食道静脈瘤，腹壁静脈の怒張，痔静脈の怒張 肝性脳症
	門脈圧亢進症によるもの	腹水 脾腫 脾機能亢進症→赤血球減少→貧血 　　　　　　　→白血球減少→易感染性 　　　　　　　→血小板減少→出血傾向
検査所見	肝細胞崩壊によるもの（逸脱酵素）	AST，ALT，LDH軽度増加 AST>ALT
	胆汁の胆管流出障害を反映するもの（胆道系酵素）	ALP，LAP，γGTP，ビリルビン増加
	肝の胆汁排泄能をみるもの	ICG排泄試験での停滞率増加
	その他	膠質反応のTTT，ZTT増加 γグロブリン増加→A/G比低下 分岐鎖アミノ酸低下→フィッシャー比低下

路が停滞します。この結果，門脈血流は通常は血流の少ない食道静脈，皮静脈，痔静脈を経由して心臓に至ります。これら静脈の血流が増加するために，食道静脈瘤，腹壁の静脈怒張，痔静脈怒張を生じます。また，門脈中のアンモニアは肝を通らず，解毒されずに脳に至り，肝性脳症を生じます。

　肝を経由して肝静脈に至る門脈血流の経路が停滞する結果，門脈圧が亢進します。門脈圧の亢進は腹水や脾腫を生じます。脾腫は脾機能亢進を起こします。脾臓は血球（赤血球，白血球，血小板）を破壊する機能を持つ臓器で，機能亢進により血球の破壊が亢進し，赤血球，白血球，血小板数が減少する結果，貧血，易感染性，出血傾向を生じます。

❸ その他の検査所見

　肝細胞の壊死・破壊を示す（逸脱酵素）血中AST，ALT値は，肝細胞数の減少のために上昇は軽度となり，AST＞ALTが特徴です。肝不全が進行するとAST，ALTはむしろ低下します。胆管の胆汁の流れ具合を反映する（胆道系酵素）血中ALP，LAP，γGTP，やビリルビン値も軽度増加します。血中ビリルビン値の増加は黄疸を生じます。

　チモール混濁試験（TTT）や硫酸亜鉛混濁試験（ZTT）の膠質反応は増加します。血中γグロブリン値は増加するため，アルブミン／グロブリン

（A/G）比は低下します。肝の胆管への胆汁排泄能をみるインドシアニン・グリーン色素（ICG）排泄試験では停滞率が増加します。また，血中の分岐鎖アミノ酸／芳香族アミノ酸比（フィッシャー比）*10は低下します。

*10 BCAA（分岐鎖アミノ酸：バリン・ロイシン・イソロイシン）／AAA（芳香族アミノ酸：フェニルアラニン，チロシン）

２．肝硬変の診断

すでに記した肝硬変特有の症状や血液検査所見と腹部超音波検査，CTスキャンなどの画像診断，腹腔鏡検査，確定診断は肝生検によります。

腹部超音波検査やCTスキャンでは，肝の表面は凹凸不整，辺縁は鈍で，肝実質は粗い不規則な画像を認めます。腹水や脾腫も認めます。

腹腔鏡検査により肝表面の結節を直接観察できます。また，肝生検により肝小葉の破壊と著明な線維増殖，結節性の偽小葉形成などの肝硬変特有な組織変化を確認します。食道内視鏡で食道静脈瘤を検査します。

３．肝硬変の分類と予後

肝機能が比較的保たれている代償性肝硬変と黄疸，腹水，肝性脳症，出血傾向，食道静脈瘤などの臨床上問題となるような症状が出現する非代償性肝硬変に分類されます。肝硬変の主な死因としては，食道静脈瘤の破裂による消化管出血，肝性昏睡（肝不全），肝細胞がん合併があげられますが，肝細胞がんは肝硬変の死亡原因の半数以上を占めます。肝細胞がんの合併をチェックするために定期的に肝細胞がんの腫瘍マーカーであるα-フェトプロテイン（AFP）やPIVKA-IIの検査を行います。

Ⅲ．肝臓疾患の治療

❶ 急性肝炎の予防と治療

A型肝炎予防には，衛生状態の悪い地域での飲料水，生の魚介類に対する注意が必要です。免疫グロブリンやワクチン投与も予防に有用です。B型，C型肝炎予防には，感染者の血液の接触を避けるように注意します。B型肝炎では，針刺し事故の際や垂直感染予防に免疫グロブリン投与が有用です。

急性肝炎の急性期は破壊された肝細胞の再生のために十分酸素と栄養が必要で，肝血流を増加させるために安静臥床が重要です。また，肝細胞修復のために，高エネルギー，高たんぱく質，高ビタミン食とします。しかし，初期には食欲不振，悪心，嘔吐のために経静脈的な栄養補給が行われる場合もあります。病状の回復に従って安静度を緩め，食欲が回復してきたら，積極的にたんぱく質をとるようにします。

B型およびC型肝炎の場合には慢性化を予防するためにインターフェロン治療を行います。

❷ 慢性肝炎の治療

　慢性肝炎の治療目標は，肝硬変，肝細胞がんへの移行を阻止することで，肝炎の鎮静化，肝炎ウイルスの排除を目的とした治療が行われます。食後の安静を徹底し，栄養食事療法としては，高たんぱく質，高ビタミン食とします。

　薬剤としては，グルチルリチン製剤（強力ネオミノファーゲンC），ウルソデオキシコール酸などの肝庇護剤，B型肝炎には抗ウイルス作用を期待してインターフェロンやラミブジンが用いられます。また，C型肝炎にはウイルスの鎮静化，排除を目的にしてインターフェロンとリバビリンの併用療法が用いられます。

❸ 肝硬変の治療

1．代償性肝硬変

　規則正しい生活をし，休養，睡眠を十分に取ります。アルコールは禁止とします。栄養食事療法では適正なエネルギーや高たんぱく質，ビタミン摂取により肝細胞の再生を促します。エネルギー過剰は肝への脂肪蓄積を生じ，たんぱく質過剰は肝に負担をかけることになり過不足のない摂取が必要です。

2．非代償性肝硬変

　血中アンモニアの上昇を認める場合は，その程度に応じて低たんぱく質食にします。肝性昏睡のために意識の低下を認める場合には無たんぱく質食とします。肝硬変では分岐鎖アミノ酸（フィッシャー比）の低下を認めるので分岐鎖アミノ酸製剤や肝不全用栄養剤が投与されます。

　アンモニアは腸内細菌の働きにより腸管で生成されます。便秘は腸内細菌の働きを活発にし，アンモニア生成を増加させますので，食物繊維を十分に摂取して便秘を避けるようにします。腸内細菌の働きを抑制するために抗生剤の経口投与，便秘を防ぐためにラクチュロース[*11]などの便秘薬の投与を行います。

　腹水を認める場合には食塩の摂取制限や利尿薬を投与します。低アルブミン血症にはアルブミン製剤の投与を行います。

　食道静脈瘤の破裂のおそれがある場合には，内視鏡的硬化療法，内視鏡的静脈瘤結紮術を行います。食道静脈瘤の破裂にはSBチューブを食道内に挿入し圧迫による止血を行います。

*11 乳糖由来の難消化性オリゴ糖。整腸効果があり，さまざまな食品にも利用されている。

栄養食事療法

Ⅰ. 栄養食事療法の考え方

❶ 栄養食事療法の目的

　肝疾患の栄養食事療法では，自覚症状が現れない時期からバランスのとれた栄養摂取の重要性に対する意識を深め，偏食を是正し，栄養バランスのとれた食事管理により，栄養代謝異常の是正をして，疾病の進展を予防します。肝硬変では，血液検査結果（血清アルブミン・トランスフェリン・総ビリルビン・アンモニア値，総リンパ球数，プロトロビン時間など）や身体計測値（％IBW，TSF，AMCなど），臨床症状（腹水，浮腫，消化管出血，黄疸，肝性脳症など）を把握し，肝臓機能や栄養状態に対応した栄養食事療法が重要です。

❷ 肝疾患の栄養代謝異常と栄養食事療法

1．糖代謝

　肝硬変が進んでくると，インスリン抵抗性による肝臓および骨格筋における糖の取り込みの減少によりグリコーゲン蓄積量が減少します。そのため，空腹時間が続く早朝では，エネルギー源である糖が不足して体脂肪や体たんぱく質によるエネルギーの産生（飢餓状態）をもたらします。これらを防ぐ目的で，1日4～6回の分割食や就寝前の200 kcal程度の夜間食（late evening snack：LES）の摂取が勧められています。また，インスリン抵抗性による食後の高血糖と高インスリン血症が見られますが，高血糖が持続する場合では，炭水化物は単純糖質や菓子類を控え，複合糖質を主体とします。

2．たんぱく質・アミノ酸代謝

　❶たんぱく質合成能が低下し，原料であるアミノ酸が血中に多く存在するようになります。しかし，同時に糖利用の低下により分岐鎖アミノ酸（BCAA）が，代替エネルギー源や骨格筋でのアンモニア解毒に使用されその消費量が増大します。この結果，BCAAが低下し，肝臓で処理される芳香族アミノ酸（AAA）は上昇し，血液中のアミノ酸濃度の不均衡が起こります（アミノ酸インバランス）。

　❷血清アルブミンは合成能の低下により濃度が低下し，浮腫，腹水が出現しやすくなります。栄養状態の改善目的では，肝不全用経腸栄養剤の食事との併用，また，浮腫，腹水の程度に応じた食塩，水分の制限を行います。

　❸アンモニアは，食物中の窒素化合物や腸管内で腸内細菌により産生され，肝臓で尿素サイクルにより尿素へ代謝されて尿中へ排泄されます。しかし，肝硬変により硬くなった肝臓では血液は流れにくくなり，迂回路が形成されます。これを血管シャントと呼びます。これにより，肝臓を迂回したア

ンモニアによる高アンモニア血症を生じ肝性脳症の原因となります。したがって，アンモニア生成の原因となる食事たんぱく質を制限します。さらに，腸内での腐敗菌（ウレアーゼ産生菌）の増殖を抑制し，アンモニアの産生を減らすためには食物繊維を積極的に取り入れ便通を整えます。オリゴ糖の摂取も勧められています。また，肝性脳症時は BCAA 製剤の静注が行われますが，肝性脳症改善後は肝不全用経腸栄養剤を併用します。

3．脂質代謝

　肝機能の低下により糖の貯蔵が涸渇すると，エネルギー源として内因性の脂質が利用されます。これは早朝のエネルギー代謝の測定により，呼吸商（RQ）が 0.7 前後を示すことからも推測されます。リン脂質，コレステロールの低下，体脂肪の分解亢進が認められます。また，血漿中の脂肪酸では，n-6 系（リノール酸，アラキドン酸など），n-3 系（ドコサヘキサエン酸，エイコサペンタエン酸など）の多価不飽和脂肪酸の血中脂肪酸濃度が低下します。脂肪酸の代謝障害や不必要な脂肪制限が原因と考えられています。脂質は厳しく制限するのではなく，不足しがちな n-3 系多価不飽和脂肪酸を含む魚，大豆油を組合せて摂取します。

　ただし，胆汁の生成の悪化による脂肪の消化能力の著しい低下，胆汁排泄機能低下による総ビリルビン値の上昇に伴い黄疸が出現した場合は，脂質の量を制限します。

4．エネルギー代謝

　肝硬変（非代償期）では約 1/3 で，エネルギー代謝の亢進が認められるといわれています。早朝空腹時では，エネルギー基質として脂質利用の増加と炭水化物利用の低下が特徴です。また，骨格筋の利用も促進され，窒素出納は負に傾きます。エネルギーは個々の代謝に合わせ十分に補給します。

5．ビタミン

　病期により肝臓では，脂溶性ビタミンの貯蔵量の減少，ビタミンの活性化の低下により，症状が進行すると容易に欠乏症状が出現します。

　特に病態の進行とともに減少するビタミンE・B群を含め，食事は主食，主菜，副食を毎食組合せ，偏食がないよう十分な補給を心がけます。

6．ミネラル

　肝機能低下に伴い，肝臓への鉄の吸収が高まり，肝臓の線維化とともに鉄，銅は増加傾向を示し，亜鉛の減少がみられます。血清鉄との相関を示すフェリチン，ALT を指標として瀉血療法[*1]，鉄および銅制限食を考慮します。また，亜鉛減少に伴い味覚異常を示す場合は，食事での亜鉛補給と並行して栄養機能食品による亜鉛補給も検討します。

---

*1 血液を注射器で適当量抜きとる治療法。この場合臓器に沈着した鉄をヘモグロビン産生に利用して減少させることを目的とする。

II. 栄養基準

❶ 栄養食事療法の基本方針

1. 慢性肝炎・肝硬変（代償期）
   1. 肝細胞再生に必要なたんぱく質，ビタミン，ミネラルを十分に摂取します。
   2. 標準体重の維持に必要なエネルギー量とし，肥満，脂肪肝を予防します。
   3. 脂質はエネルギー比 20～25％とします。
   4. アルコールが原因の場合は禁酒とします。

2. 肝硬変（非代償期）
   1. この時期特有のさまざまな肝障害の状況に対応した栄養補給を行います。
   2. 高アンモニア血症に対しては，たんぱく質を制限します。
   3. 腹水に対しては，食塩を制限します。
   4. アミノ酸代謝異常に対しては，BCAA が豊富な肝不全用経腸栄養剤や濃厚流動食を使用します。この場合，栄養剤のエネルギーやたんぱく質量を考慮した食事量とします。
   5. 黄疸に対しては，1日の脂質量を控えます。

❷ 栄養基準

表3　慢性肝炎，肝硬変の栄養基準

	エネルギー (kcal/kg*)	たんぱく質 (g/kg*)	脂質エネルギー比 (％)	食物繊維 (g/1000kcal)	食塩 (g)
慢性肝炎・肝硬変（代償期）	30～35	1.0～1.2	20～25	10	7～10
肝硬変（非代償期）	25～30	1.0～1.2 （フィッシャー比：肝不全経腸栄養剤含めて 7.0 前後）	20～25	10	5～7

*標準体重

III. 栄養食事療法の進め方

❶ 基本的な考え方

1. 慢性肝炎・肝硬変（代償期）

自覚症状に乏しいこの時期は，栄養食事療法での細かな制限はほとんどあ

りませんが，必要な栄養素が過不足なく摂取でき，栄養状態が低下しないようにします。肝硬変（代償期）では，病態はほぼ確実に進展することを念頭におき，栄養食事療法からドロップアウトしない栄養ケアを心がけます。

2．肝硬変（非代償期）

この時期には全身倦怠感，食欲不振，悪心・嘔吐，下痢，便秘，食道・胃静脈瘤，浮腫，腹水（お腹がはる），黄疸，肝性脳症などの症状が出現します。食事摂取量や嗜好，食欲の状況などを把握します。食欲不振からは，欠食や嗜好品に偏った間食，果物などへ偏らないよう，バランスのとれた食事ができるよう支援しますが，これらも考慮して個々人に応じた必要かつ適正な栄養量が確保できるように食事量（食品構成）を設定します。また，甘味，塩味，辛味を取り入れた味付け，香り付けも工夫します。

グリコーゲン貯蔵の低下に対しては，200 kcal 程度の消化のよい LES あるいは，起床後早めの朝食を考慮します。肝性脳症の既往がある場合は，肝不全用経腸栄養剤や濃厚流動食を食事の一部に組み入れます。

❷ 合併症別の栄養食事療法

1．高アンモニア血症（肝性脳症）の場合

血液中のアンモニア濃度を低下させるには，たんぱく質制限を行いますが，脳症のある期間は禁食とし，症状が改善後1日あたり 0.5 g/kg 体重のたんぱく質から開始し，徐々に増やし，1.0 g/kg 体重までとします。再発の予防に向けては，食事中のたんぱく質を制限して，不足するたんぱく質は肝不全用アミノ酸製剤で補います。便秘は腸管内での腐敗菌の増加を促し，アンモニア産生を高め，血中アンモニア増加の原因になります。食物繊維を十分にとり便通を整えますが，さらに便秘薬の服用により調整します。

2．糖尿病を合併した場合

肝硬変では，食後高血糖と高インスリン血症からインスリン抵抗性を示し，肝性糖尿病を発症する場合があります。血糖は食後に高くなり，空腹時には低いことが特徴です。食後の血糖を高くしない工夫として，一度に大量に食べないことや吸収の良い炭水化物を多く含む食物を避けるなどの注意が必要です。また，空腹時間を長くしないこと，少量頻回に食事をとることも血糖を安定させるためには有効です。

3．腹水やむくみがある場合

軽い腹水やむくみのある時期は，食塩を1日7g以下に制限します。それでもむくみがとれないときには，利尿薬の服用を検討します。腹水コントロールが不十分な場合は入院し，門脈圧の低下を図るためにも食塩は5g程度まで制限します。ただし，食欲がない場合は厳しい食塩制限はむしろ食欲減退につながりかねませんので，食事の摂取状況に応じて調整します。水分の摂取は通常は制限しませんが，腹水やむくみが強く，食塩の制限や利尿薬で

コントロールできない場合は水分摂取を1日約1,000 ml〜1,200 ml（腹水・尿量により500 ml以下の制限もありうる）に制限します。

4．食道静脈瘤のある場合

食物の塊が通過する際に，上皮粘膜の損傷により破れたり，寝ているうちに胃液が食道内に逆流して，それによる食道炎で静脈瘤の表面を覆っている粘膜がもろくなり，破れて大出血を起こすことがあります。

食事は軟らかく，消化のよい形態にし，飲み込む際には食塊をできる限り小さくし，食事はよく噛んでゆっくりと時間をかけて行うことで食道上皮に損傷を与えないようにします。また，せんべい，するめ，干物などのかたい食品や刺激物は避けます。胃液の逆流を防ぐため，就寝前には食べないようにします。出血のある場合は絶食とし，経静脈栄養により補給します。

IV. 食事計画（献立）の立て方

❶ 食品構成

病期により全身倦怠感，易疲労感，食欲不振，腹部膨満感等の症状が出現しますが，これらは食事摂取に影響を与えます。特に腹満感や食欲不振は，食事摂取を嗜好に偏らせ，エネルギー，たんぱく質，食物繊維等の栄養素の絶対的不足を招きます。献立作成にあたっては，病状や嗜好を加味してボリュームが少なくても適正栄養量を確保するなどの工夫がポイントになります。

表4は慢性肝炎・肝硬変（代償期）および肝硬変（非代償期）の栄養基準，表5には食品構成例を示します。

肝不全用経腸栄養剤（表6）を併用するときの栄養基準と食品構成を，アミノレバンEN®を用いた場合を例にして表7に示します。1日に必要なエネルギー，たんぱく質からBCAAを補う目的で使用するアミノレバンEN®自体が持つエネルギー，たんぱく質量を差し引きした栄養量を食事で摂取します。食品構成例では，たんぱく質供給源食品由来の食品の量が減じられています。

表4　栄養基準例

製品名	慢性肝炎・肝硬変（代償期）	肝硬変（非代償期）
エネルギー（kcal）	2,000	1,800
たんぱく質（g）	80	70
脂質（g）	55	50
炭水化物（g）	300	270
食塩（g）	7〜10	5〜7
フィッシャー比	3	3

（体重60 kgの場合）

表5　疾患別食品構成例　　　　　　　　　　　　　　　　　　　　　　　　　　　　　　　　　　　　　　　（g/日）

	製品名	慢性肝炎・肝硬変（代償期）	肝硬変（非代償期）
炭水化物	食パン	120	80
	米飯	220×2	180×2
	いも類	100	100
	砂糖類	10	10
脂質	油脂類	20	20
たんぱく質	牛乳	200	200
	卵類	50	50
	魚類	80	70
	肉類	70	60
	大豆・大豆製品	100	100
ミネラル ビタミン	緑黄色野菜	150	150
	淡色野菜	200	200
	海藻類	5	5
	果実類	200	200

表6　肝不全用経腸栄養剤と分岐鎖アミノ酸製剤

	容量 (g)	エネルギー (kcal)	たんぱく質 (アミノ酸)(g)	（うちBCAA） (g)	脂質 (g)	EPA (mg)	DHA (mg)	亜鉛 (mg)	鉄 (mg)	その他
アミノレバンEN®（1包）	40	210	13.3	（ 6 ）	3.5	—	—	3.8	—	—
ヘパンED®（1包）	80	310	11	（5.5）	2.8	—	—	3.6	—	—
ヘパスⅡ®（1本）	125	150	5.0	（3.2）	3.6	100	65	7.5	<0.3	オリゴ糖 2.0g
リーバクト®（顆粒1包）	4	16	4	（ 4 ）	—	—	—	—	—	—

ヘパスⅡは食品扱い。その他は医薬品。

表7　アミノレバンEN®を併用する栄養基準例と食品構成例

		Ⅰ	Ⅱ	Ⅲ
合計	想定体重（kg）	50	60	65
	エネルギー（kcal）	1,500	1,800	2,000
	たんぱく質（g）	60	70	80
食事のみ	エネルギー（kcal）	1,290	1,380	1,370
	たんぱく質（g）	47	44	41
アミノレバン併用	アミノレバンEN®（包）	1	2	3
	エネルギー（kcal）	210	420	630
	たんぱく質（g）	13	26	39
	フィッシャー比	4	6	7

（g/日）

	食品分類	Ⅰ	Ⅱ	Ⅲ
炭水化物	食パン	80	80	80
	ごはん	180×2	180×2	180×2
	いも類	50	50	50
	砂糖類	10	10	10
脂質	油脂類	10	15*	15*
たんぱく質	無脂肪牛乳	200	150*	100*
	卵類	25	25	25
	魚類	30	30	30
	肉類	30	30	30
	大豆・大豆製品	50	50	50
ミネラル ビタミン	緑黄色野菜	100	100	100
	淡色野菜	200	200	200
	海藻類	5	5	5
	果実類	100	150*	150*

＊「Ⅰ」より変更した重量

❷ 献立の立て方

1．適正な栄養素の配分

必要栄養量は，朝，昼，夕の3食に等分化を原則としますが，耐糖能低下がある場合は，食間にも食事を加え1日5〜6回の分食とします。また，早朝時に低血糖が起きやすい場合は，夕食後に200 kcal程度の軽い食事を，決められたエネルギー量の範囲内で組み入れます。

また，肝不全用経腸栄養剤服用時には，1日量から差し引いた残りの栄養量を3食で等分化します。

2．食物繊維

便秘は腸管内でアンモニアを停滞させ，肝性脳症を悪化させる原因となります。食物繊維は毎食積極的に取り入れますが，消化の悪いものは避け，軟らかく煮る，蒸す，電子レンジの活用など消化しやすいように調理方法を選択します。

3．ビタミン

ビタミンB群，脂溶性ビタミン，葉酸が欠乏しやすくなっています。緑黄色野菜や魚類を献立に積極的に取り入れます。

4．カリウム

利尿剤服用時には，低カリウム血症を起こしやすく，低カリウムは腹水や肝性脳症の誘因になります。毎食の献立には，カリウムを多く含む野菜・海藻類・きのこ類・果物などを組合せます。

5．亜鉛

肝臓の繊維化に伴い亜鉛不足による味覚異常を呈する場合が見られます。

亜鉛はたんぱく質食品に由来するため，亜鉛含有量の多いたんぱく質食品の選択も必要ですが，肝不全用経腸栄養剤を服用時は，食品由来のたんぱく質食品が制限されるため栄養機能食品を併用します。

❸ 献立作成のポイント

❶ 料理は，外観，味や食味・触感といったテクスチャーのめりはりをつけることで食欲向上を図ります。

❷ 食材は，少量多品目とし，栄養バランスを保ち飽きが生じないようにします。

❸ 野菜類は，生野菜・温野菜料理のバランスを考慮します。また，食物繊維豊富な海藻・きのこ類を，献立に適宜組合せます。

❹ 味覚異常が見られる場合は，個々のケースにあわせた味付け（主に甘味・塩味）の工夫をします。

❺ 消化器症状が見られない場合は，香辛料，香味野菜を制限する必要はなく，料理に用いることでうま味，香りを引き出し，食欲を増進させます。

6️⃣ カフェイン飲料は，肝臓に直接的影響は少なく，少量では精神的，身体的な疲労感を取り除く作用がありますが，多くとると心臓病や胃腸病の誘発となります。また，砂糖，ミルクを使用しての飲用は中性脂肪を増加させますので，1日1〜2杯にとどめます。

7️⃣ 外食は以下の問題点があります。できるだけ控えます。
a．栄養的アンバランス　　b．質・量の把握が困難　　c．嗜好に偏りやすい
d．たんぱく質の質的不足　e．食塩摂取過剰（味付けが濃い）
f．脂質の質が悪い　　　　g．野菜不足

8️⃣ 食道静脈瘤がある場合，固い食べ物を飲み込むことで，咳き込んだりといった刺激が原因で静脈瘤が破裂することがあります。固い食べ物はなるべく避け，利用する際には，機械的に細かく切る，隠し包丁を入れる，軟らかく煮込む，蒸すなどの調理法を用います。

9️⃣ 夜間食は，栄養基準内で 200 kcal 程度の献立を考えます。消化・吸収が良く，必要以上の水分を含まず，ボリュームを抑え，食欲が向上できるよう味（味覚），香り（臭覚），盛り付け（視覚）に配慮した栄養バランスを整えた夜間食を作成します。BCAAの低下が予測されますので，可能であればBCAAを含む肝不全用経腸栄養剤も考慮します。

🔟 調理方法は，消化管出血を起こしやすく，胃・十二指腸潰瘍を合併することが多い点を配慮し，食材料の選択，調理を工夫して胃腸への負担を軽減するようにします。すでに合併している場合は，煮る，蒸す，ゆでるなどの調理方法にして，刺激物や熱すぎたり冷たすぎたりする料理は避けます。

⑪ その他の留意点

肝硬変の場合は病期，消化器症状などにより食欲不振を訴えることが多いのですが，必要な栄養素が不足しないよう，食べてみたくなるような（食欲向上）献立の工夫が重要です。食塩や病期により脂質を制限しているため，うま味で食品素材の味を引き立たせ，酸味や香りを利用します。夏は冷たくして口当たりを良くし，冬は温かくして体も一緒に温まるようにと，調理温度への配慮も必要です。時に食欲が無いときは白いごはんがのどを通らないこともあります。魚，貝類，肉類，野菜類などのうま味を生かした雑炊，鍋焼きうどん，すし，炊き込みごはんなど，副食と主食が一緒に食べられるようにするのも良い方法です。また食事の回数を4〜5回に分けて，1回量のボリュームの軽減を図り，必要な栄養を確保するようにします。

間食も積極的に利用して，食事でとれない栄養素を補います。ただし，食事摂取に影響を与えるような量や時間にならないようにします。腹部膨満感があるときは炭酸飲料を避けます。便秘防止には野菜，果物，酢，ヨーグルトなどを積極的に活用します。

V. 栄養教育

❶ 基本的な栄養教育・指導のポイント

1．慢性肝炎

1 疾患の予後についてアドバイスし，たんぱく質，ビタミン，ミネラルなどバランスのある食事摂取ができるよう指導します。

2 肥満，脂肪肝を招かない程度のエネルギー量を設定し，適正体重の維持に努めます。

3 アルコール常用者には，休肝日を設け，飲酒量は適量とされるエタノール換算 20 g 以内とし，回数を決めます。

4 アルコール性肝炎の場合は，禁酒とします。

2．肝硬変（代償期）

1 たんぱく質，ビタミンを摂取する必要性について説明し，1日の適正量を示します。

2 アルコールをやめる意味を説明し，自覚を高めます。

3．肝硬変（非代償期）

1 高アンモニア血症の既往がある場合は，BCAA 製剤を含めたたんぱく質の適正量を指導します。また，食物繊維の多い食事を勧め便秘を予防します。

2 脂質は厳しく制限する必要はなく，不足しやすい EPA，DHA を補うことのできる背青魚や植物性脂肪などの摂取を促します。

3 低アルブミン血症による腹水や浮腫が見られる場合は，食塩と水分制限を指導します。

4 食道静脈瘤がある場合は，軟らかく食道粘膜への刺激が少ない食事にする必要性を説明します。また，飲料を一気に飲むことや，大きな食塊をぐっと飲み込まないように指導します。早食いは胃にも負担をかけますが，むせの原因にもなります。食事は意識的にゆっくりとよく噛んで食べ，食道粘膜を傷つけないよう指導します。

5 慢性的食欲低下が見られる場合は，嗜好を尊重し，口当たりのよい食品選択や酸味，香り，香辛料などを上手に利用した献立や調理方法を具体的に指導します。

6 過度な安静は必要ありませんが，食後は安静を保ち，食間は散歩を取り入れるなど規則正しい生活ができるよう指導します。

7 グリコーゲン貯蔵量が減少してくるため，空腹時のグリコーゲン分解による糖新生が円滑に行われなくなります。この場合は 200 kcal 程度の夜間食（肝不全用経腸栄養剤を含めた）の必要性や選択方法を指導します。

食事計画 | 献立例 1-A | 慢性肝炎，肝硬変（代償期） 2,000 kcal

朝食トースト，昼食パスタ，夕食米飯と毎食主食を変化

朝

献立	1人分材料・分量（目安量）	作り方
シナモントースト（厚切りパン） 主食	食パン 120 g（3枚切1枚） マーガリン 10 g 砂糖 5 g シナモン（粉）（少々）	① 食パンにマーガリンを塗り，砂糖を上から振り，220℃のトースターで3分こんがり焼く。 ② ①を取り出し，シナモン粉を振りかける。
目玉焼き 主菜	卵 50 g なたね油 2 g ケチャップ 5 g ブロッコリー 30 g	① 熱したフライパンに油を引き，卵を半熟程度に焼く。 ② ブロッコリーは，塩少量を加えた熱湯でゆで，冷水で一気に冷やす。 ③ 皿に①を盛り，上からケチャップを飾り，ブロッコリーを添える。
アスパラガスのチーズ添え 副菜	アスパラガス 70 g カッテージチーズ 20 g マヨネーズ 5 g こしょう（少々）	① アスパラガスは，5 cmの長さに切り，塩少量を加えた熱湯で湯がき，冷水で一気に冷やす。 ② ガラス皿に①を盛り，マヨネーズ，こしょうで味を調え，カッテージチーズを上から飾る。
カフェオレ 飲み物	牛乳 100 g コーヒー 100 g	① ドリップでコーヒーを作る。 ② 牛乳は沸騰させないよう気をつけて温める。 ③ カップに①と②を同時に注ぎ込む。
いちご デザート	いちご 100 g	

昼

献立	1人分材料・分量（目安量）	作り方
ミートスパゲッティ 主食	スパゲッティ 80 g 牛ひき肉（もも） 50 g たまねぎ 50 g トマト（缶詰・無塩） 50 g なたね油 3 g ケチャップ 20 g 塩 0.5 g ウスターソース 10 g 砂糖 3 g 有塩バター 5 g 小麦粉 5 g パルメザンチーズ（少々） パセリ（少々）	① 熱したフライパンには，油，牛ひき肉，みじん切りしたたまねぎを順に加え炒める。 ② ①にトマト缶を加え，煮込む。 ③ ②は，ケチャップ，塩，ウスターソース，砂糖で味を調える。 ④ フライパンにバターを加え溶かす。 ⑤ ④には，小麦粉を加えてブラウンルウを作り，弱火で数十分加熱し粉くささが残らないようにする。 ⑥ ③の汁をトレー1杯分⑤に加えてルウをのばす。 ⑦ ③には，だまができないよう⑥を少しずつ加える。 ⑧ スパゲッティは，少し多めの塩を加えた熱湯でゆでる。 ⑨ 皿に⑧を盛り，⑦を上からかけ，パルメザンチーズ，パセリを飾る。
海藻サラダ 汁	レタス 20 g 赤とさかのり 3 g（水戻し 40 g） 青とさかのり 3 g（水戻し 40 g） ノンオイルドレッシング 10 g	① 水で洗ったレタスは，食べやすい大きさに手でちぎり，冷水につけておく。 ② とさかのり（赤・青）は，薄塩水で塩抜きをし，包丁で適度な大きさに切る。 ③ 器に①を盛り，②を加え，ノンオイルドレッシングをかける。
ヨーグルトバナナ デザート	プレーンヨーグルト 100 g バナナ 50 g	① バナナは，1 cmに斜め切りする。 ② ガラスの器に，①を盛り，プレーンヨーグルトをかける。

献立	1人分材料・分量（目安量）	作り方
夕 ごはん（主食）	ごはん 220 g	
ゆばとたけのこの清し汁（汁）	ゆば（干し）3 g たけのこ（缶詰）20 g にんじん 5 g 切りみつば 3 g だし汁 150 g 塩 1 g しょうゆ 2 g	① ゆばは，水で戻す。 ② たけのこ，にんじんは，せん切りにする。 ③ 熱しただし汁に，②を加え火を通す。 ④ ③には戻したゆばを加え，塩，しょうゆで味を調える。 ⑤ 汁椀に④を盛り，ゆがいて作った結びみつばを飾る。
あじの塩焼き（主菜）	あじ 80 g 　塩 0.5 g だいこん 30 g しょうゆ 2.5 g 青じそ 1 枚	① あじは，あらかじめ薄塩をしておき，240℃のオーブンで15分，表面に少し焦げ目がつく位まで焼く。 ② だいこんはおろし金でおろし，軽く汁をしぼっておく。 ③ 器に，①を盛り，②と青じそを添える。 ④ 喫食時には，あじ，だいこんおろしにしょうゆを好みによりかける。
さといもの田楽（副菜）	さといも 80 g だし汁 50 g しょうゆ 2 g 赤みそ 10 g みりん 5 g 砂糖 3 g けしの実（少々）	① さといもは，皮をむき，下ゆでをし，ぬめりをとり，うす味にしょうゆで調味しただし汁で軟らかく煮る。 ② 赤みそ，みりん，砂糖で田楽みそを作る。 ③ ①を竹串に通す。 ④ ③を皿に盛り，表面に②をかけ，けしの実を飾る。

● さといもの電子レンジ加熱

さといものゆで時間を短縮したいときは，電子レンジを利用しましょう。

皮をしっかりときれいに洗い，皮つきのままラップをしてレンジ加熱をします。加熱時間の目安は 100 g 2 分で，竹串を刺して確認します。ラップをはがし皮をむいて使用します。

皮付きのままの加熱なので味も粘り気も閉じ込められていて，もっちりとした食感になります。

1日の栄養量

	E(kcal)	P(g)	F(g)	C(g)	食物繊維(g)	食塩(g)
朝	698	27.7	29.4	81.5	6.8	2.5
昼	678	28.5	17.5	98.3	5.2	3.1
夕	639	27.4	5.2	115.2	4.1	4.2
計	2,015	83.7	52.2	295.0	16.1	9.8

P：F：C　P 16.6　F 23.3　C 60.1　％

食事バランスガイド

「つ」(SV)
主食 1 2 3 4 5 6 7
副菜 1 2 3 4 5 6
主菜 1 2 3 4 5 6
牛乳・乳製品 3 2 1　1 2 果物

「つ」(SV) とはサービング（食事の提供量の単位）の略

食事計画 ｜ 献立例 1-B

肝硬変（非代償期）　1,400 kcal

朝食トースト，昼食パスタ，夕食米飯と毎食主食を変化

＊ ▨ の部分は 1-A と同じです。

朝

献立	1人分材料・分量（目安量）	作り方
シナモントースト（厚切りパン） 主食	食パン 80 g（4枚切1枚） マーガリン 5 g 砂糖 3 g シナモン（粉）（少々）	①食パンにマーガリンを塗り，砂糖を上から振り，220℃のトースターで3分こんがり焼く。 ②①を取り出し，シナモン粉を振りかける。
菜種たまご 主菜	卵 25 g なたね油 2 g ケチャップ 5 g ピーマン 30 g しめじ 20 g ごま油 2 g しょうゆ 1.5 g	①熱したフライパンに油を引き，溶きほぐした卵を加え半熟程度のいりたまごを作る。 ②細切りしたピーマンと小房に分けたしめじは，加熱したフライパンにごま油を加えて炒め，しょうゆで味を調える。 ③皿には，出来上がった②に①を盛り，ケチャップを飾る。
アスパラガスのパプリカ風味 副菜	アスパラガス 70 g マヨネーズ 5 g こしょう（少々） パプリカ（少々）	①アスパラガスは，5 cmの長さに切り，塩少量を加えた熱湯で湯がき，冷水で一気に冷やす。 ②ガラス皿に①を盛り，こしょうを加えたマヨネーズを上からかけ，パプリカを彩りに飾る。
カフェオレ 飲み物	無脂肪牛乳 100 g コーヒー 100 g	①ドリップでコーヒーを作る。 ②牛乳は沸騰させないよう気をつけて温める。 ③カップに①と②を同時に注ぎ込む。
いちご デザート	いちご 75 g	

昼

献立	1人分材料・分量（目安量）	作り方
ミートスパゲッティ 主食	スパゲッティ 60 g 牛ひき肉（もも）15 g たまねぎ 40 g トマト（缶詰・無塩）40 g なたね油 3 g ケチャップ 20 g 塩 0.5 g ウスターソース 10 g 砂糖 3 g 有塩バター 5 g 小麦粉 5 g パルメザンチーズ（少々） パセリ（少々）	①熱したフライパンには，油，牛ひき肉，みじん切りしたたまねぎを順に加え炒める。 ②①にトマト缶を加え，煮込む。 ③②は，ケチャップ，塩，ウスターソース，砂糖で味を調える。 ④フライパンにバターを加え溶かす。 ⑤④には，小麦粉を加えてブラウンルウを作り，弱火で数十分加熱し粉くささが残らないようにする。 ⑥③の汁をトレー1杯分⑤に加えてルウをのばす。 ⑦③には，だまができないよう⑥を少しずつ加える。 ⑧スパゲッティは，少し多めの塩を加えた熱湯でゆでる。 ⑨皿に⑧を盛り，⑦を上からかけ，パルメザンチーズ，パセリを飾る。
海藻サラダ 副菜	レタス 20 g 赤とさかのり 3 g（水戻し 40 g） 青とさかのり 3 g（水戻し 40 g） ノンオイルドレッシング 10 g	①水で洗ったレタスは，食べやすい大きさに手でちぎり，冷水につけておく。 ②とさかのり（赤・青）は，薄塩水で塩抜きをし，包丁で適度な大きさに切る。 ③器に①を盛り，②を加え，ノンオイルドレッシングをかける。
ヨーグルトバナナ デザート	プレーンヨーグルト 50 g バナナ 50 g	①バナナは，1 cmに斜め切りする。 ②ガラスの器に，①を盛り，プレーンヨーグルトをかける。

肝臓疾患

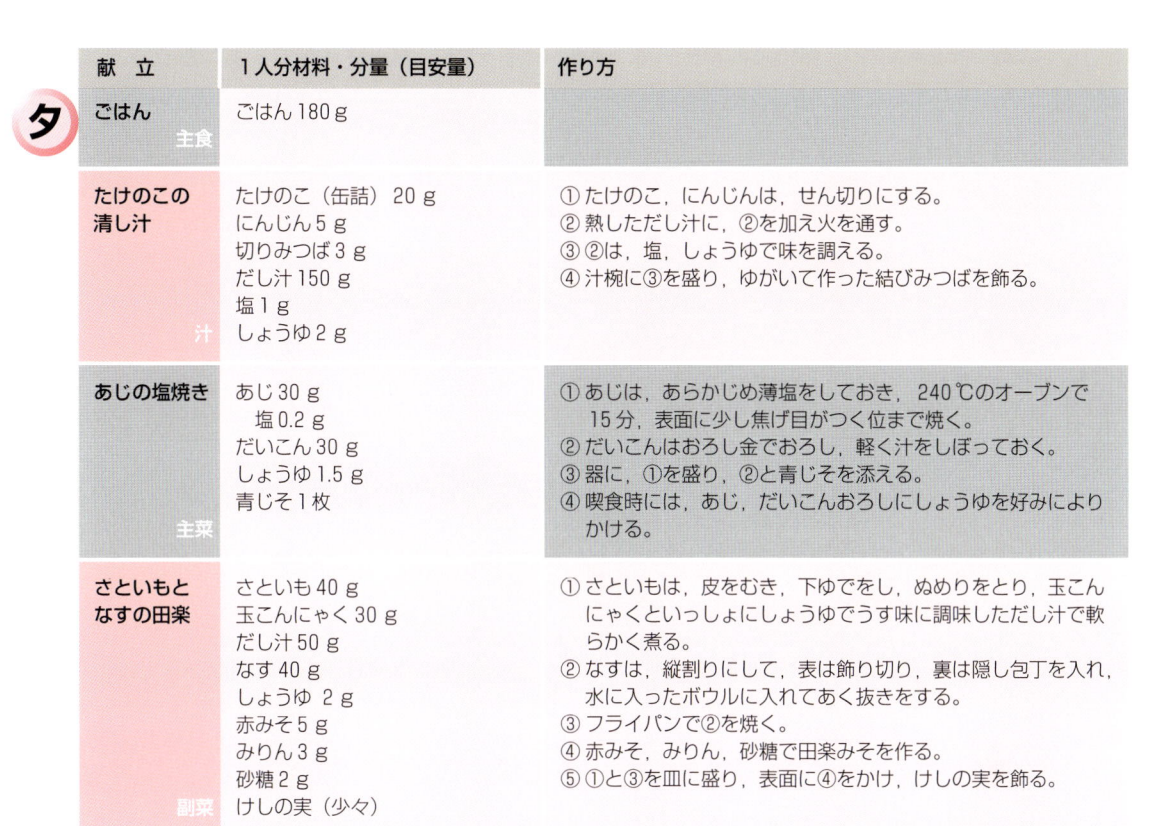

夕

献立	1人分材料・分量（目安量）	作り方
ごはん（主食）	ごはん 180 g	
たけのこの清し汁（汁）	たけのこ（缶詰）20 g にんじん 5 g 切りみつば 3 g だし汁 150 g 塩 1 g しょうゆ 2 g	① たけのこ，にんじんは，せん切りにする。 ② 熱しただし汁に，②を加え火を通す。 ③ ②は，塩，しょうゆで味を調える。 ④ 汁椀に③を盛り，ゆがいて作った結びみつばを飾る。
あじの塩焼き（主菜）	あじ 30 g 　塩 0.2 g だいこん 30 g しょうゆ 1.5 g 青じそ 1枚	① あじは，あらかじめ薄塩をしておき，240℃のオーブンで15分，表面に少し焦げ目がつく位まで焼く。 ② だいこんはおろし金でおろし，軽く汁をしぼっておく。 ③ 器に，①を盛り，②と青じそを添える。 ④ 喫食時には，あじ，だいこんおろしにしょうゆを好みによりかける。
さといもとなすの田楽（副菜）	さといも 40 g 玉こんにゃく 30 g だし汁 50 g なす 40 g しょうゆ 2 g 赤みそ 5 g みりん 3 g 砂糖 2 g けしの実（少々）	① さといもは，皮をむき，下ゆでをし，ぬめりをとり，玉こんにゃくといっしょにしょうゆでうす味に調味しただし汁で軟らかく煮る。 ② なすは，縦割りにして，表は飾り切り，裏は隠し包丁を入れ，水に入ったボウルに入れてあく抜きをする。 ③ フライパンで②を焼く。 ④ 赤みそ，みりん，砂糖で田楽みそを作る。 ⑤ ①と③を皿に盛り，表面に④をかけ，けしの実を飾る。

1日の栄養量

	E(kcal)	P(g)	F(g)	C(g)	食物繊維(g)	食塩(g)
朝	465	17.7	18.4	59.3	5.7	1.8
昼	491	15.4	11.5	79.8	4.3	2.9
夕	441	13.9	2.1	88.8	4.3	2.9
計	1,397	47.0	32.1	227.8	14.3	7.6

＊高アンモニア血症や肝性脳症が改善している場合は，肝不全用経腸栄養剤を加えて，1日必要栄養量を確保します。

	エネルギー(kcal)	P(g)	F(g)	C(g)
アミノレバン®EN（2包）	420	26.6	7.0	62.2
1日合計	1,816	73.6	39.1	290.0

P：F：C　P 13.5　F 20.7　C 65.9　％

食事バランスガイド

主食 1 2 3 4 5 6 7
副菜 1 2 3 4 5 6
主菜 1 2 3 4 5
牛乳・乳製品 2 1 1 2 果物

「つ」(SV) とはサービング（食事の提供量の単位）の略

食事計画 | 献立例 1-A | 1-B 写真はすべて1-Aの献立です。

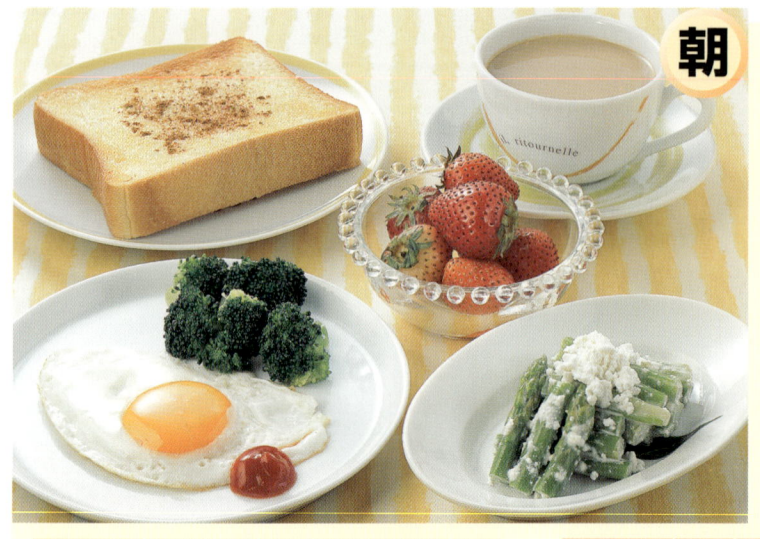

朝

●香りを楽しむトーストとカフェです

本献立には，バリエーション料理は記載していません。

1-A	E (kcal)	P (g)	F (g)	C (g)	食物繊維 (g)	食塩 (g)
トースト	412	11.2	13.4	61.1	2.8	1.7
目玉焼き	110	7.5	7.3	3.1	1.4	0.4
アスパラのチーズ添え	72	4.6	4.8	3.3	1.3	0.3
カフェオレ	71	3.5	3.8	5.5	0.0	0.1
いちご	34	0.9	0.1	8.5	1.4	0.0

1-B	E (kcal)	P (g)	F (g)	C (g)	食物繊維 (g)	食塩 (g)
トースト	261	7.5	7.6	40.4	1.8	1.1
菜種たまご	92	4.1	6.8	4.1	1.5	0.5
アスパラパプリカ	51	1.9	3.9	3.0	1.3	0.1
カフェオレ	37	3.6	0.1	5.4	0.0	0.1
いちご	26	0.7	0.1	6.4	1.1	0.0

昼

●幅広い世代に喜ばれるパスタ料理です

1-A	E (kcal)	P (g)	F (g)	C (g)	食物繊維 (g)	食塩 (g)
ミートスパゲッティ	561	23.9	14.3	79.7	4.1	2.3
海藻サラダ	11	0.5	0.0	2.5	0.5	0.8
ヨーグルトバナナ	105	4.2	3.1	16.2	0.6	0.1

1-B	E (kcal)	P (g)	F (g)	C (g)	食物繊維 (g)	食塩 (g)
ミートスパゲッティ	406	12.5	9.9	63.6	3.3	2.1
海藻サラダ	11	0.5	0.0	2.5	0.5	0.8
ヨーグルトバナナ	74	2.4	1.6	13.7	0.6	0.1

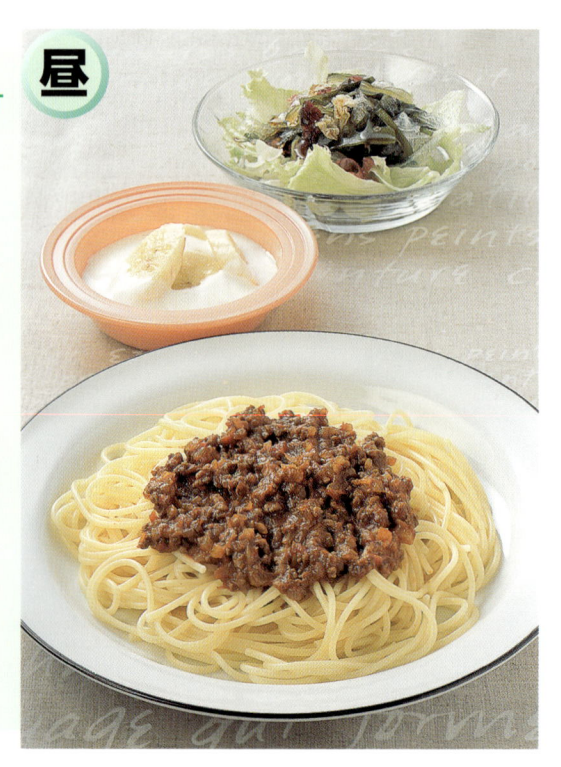

夕

● 和風仕立てで味のバランスを整えます

1-A	E (kcal)	P (g)	F (g)	C (g)	食物繊維 (g)	食塩 (g)
ごはん	370	5.5	0.7	81.6	0.7	0.0
ゆばとたけのこの清し汁	27	2.8	0.9	2.3	0.8	1.4
あじの塩焼き	104	16.9	2.8	1.6	0.5	1.1
さといもの田楽	138	2.2	0.9	29.7	2.2	1.6

1-B	E (kcal)	P (g)	F (g)	C (g)	食物繊維 (g)	食塩 (g)
ごはん	302	4.5	0.5	66.8	0.5	0.0
たけのこの清し汁	11	1.2	0.0	2.0	0.7	1.4
あじの塩焼き	43	6.5	1.1	1.5	0.5	0.5
さといもとなすの田楽	84	1.7	0.5	18.5	2.6	1.0

1-B 夕 さといもとなすの田楽

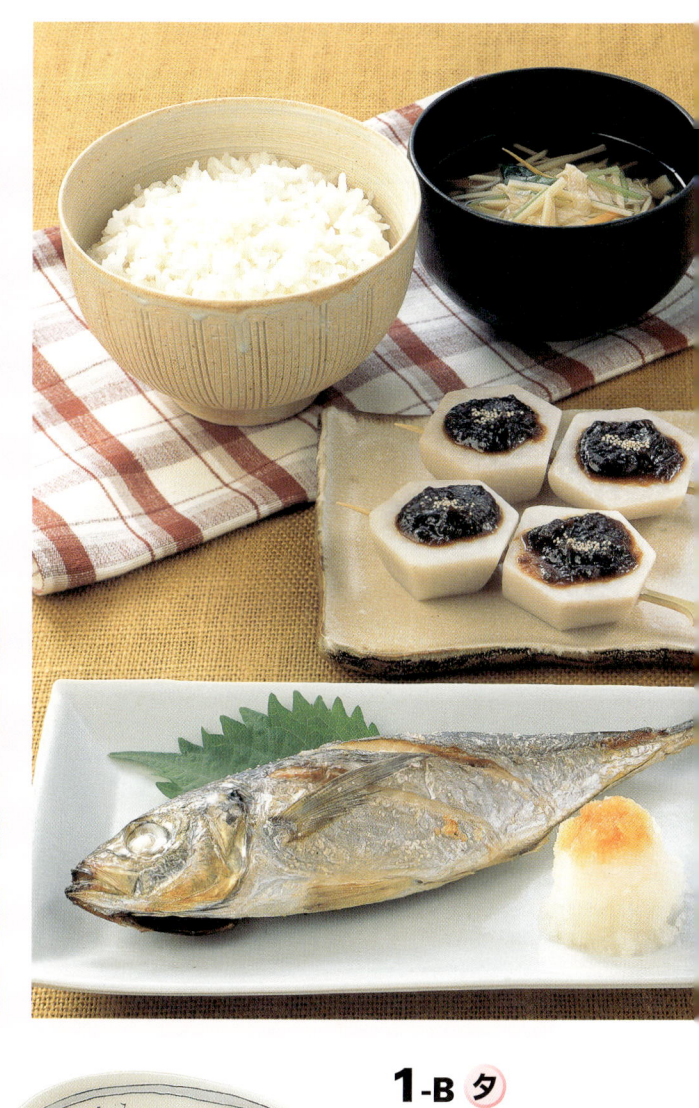

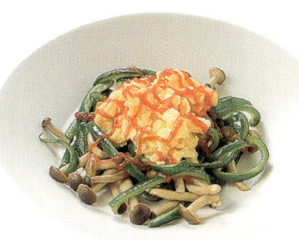

1-B 朝 菜種たまご

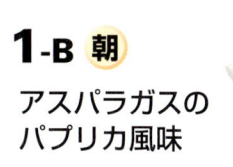

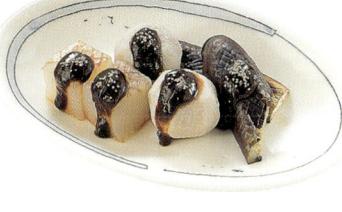

1-B 夕 たけのこの清し汁

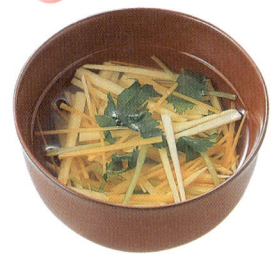

1-B 朝 アスパラガスのパプリカ風味

肝臓疾患

食事計画献立例1

食事計画 献立例 2-A

慢性肝炎，肝硬変（代償期）　2,000 kcal

昼食は嗜好調査でも上位にくるおすしを手軽に作れる三色丼に

朝

献立	1人分材料・分量（目安量）	作り方
チーズトースト（厚切りトースト） **主食**	食パン 120 g（3枚切り1枚） プロセスチーズ 20 g 　　　　　　（スライス1枚）	① 食パンは，220℃のトースターで3分こんがり焼く。 ② 焼けた食パンの上にスライスチーズをのせ，再度30秒温める。
トマトサラダ **副菜**	トマト 100 g たまねぎ 15 g パセリ（少々） 酢 10 g なたね油 3 g ごま油 2 g 塩 0.5 g こしょう（少々）	① トマトは輪切りにする。 ② たまねぎはみじん切りにし，水にさらす。 ③ ボウルに酢・油・ごま油を入れて，ビューターで撹拌し，塩，こしょうで味を調える。 ④ ③に，②とみじん切りパセリを加える。 ⑤ ガラス皿に，①を盛り④の手作りドレッシングをかける。
牛乳 **飲み物**	牛乳 200 g	
フルーツ盛り合わせ **デザート**	キウイ 50 g オレンジ 50 g	

昼

献立	1人分材料・分量（目安量）	作り方
三色すしごはん **主食**	ごはん 220 g 合わせ酢 ｛ 酢 20 g／砂糖 10 g／塩 0.8 g 牛ひき肉（かた）40 g 　砂糖 3 g 　しょうゆ 3 g 卵 50 g 　砂糖 3 g さやえんどう 20 g しょうが甘酢漬 10 g	① 10分蒸らしたごはんは，すし桶に入れ，ひと煮立ちさせた合わせ酢を混ぜ込む。うちわであおぎ，冷めたら濡れふきんをかける。 ② 熱した鍋で，牛ひき肉を炒め，砂糖，しょうゆで味を調える。 ③ 熱したテフロン加工のフライパンに，砂糖を加え溶きほぐした卵を入れ，菜箸4本で細かい菜種を作る。 ④ さやえんどうはすじを取った後薄塩でゆで，細切りにしておく。 ⑤ 皿には，①のすしめしを盛り，②③④を飾り，しょうが甘酢漬を添える。
あさりの清し汁 **汁**	あさり 20 g（正味） 切りみつば 1 g 水 150 g 酒 5 g 塩 1 g うすくちしょうゆ 2 g	① あさりは，塩で貝表面を洗い，薄い食塩水に入れ砂出しをする。 ② 鍋に水を入れ温める。沸騰したら酒，①を加える。 ③ 貝が開いたら，塩，しょうゆで調味する。
はくさいの煮びたし **副菜**	はくさい 80 g 油揚げ 5 g なたね油 3 g だし汁 100 g しょうゆ 3 g	① はくさいは4 cm程度の短冊切り，油揚げは1 cmの細切りにする。 ② 熱した鍋に油を加え，①の食材を軽く炒める。 ③ ②にだし汁，しょうゆを加えはくさいがしんなりとするまで煮る。
パインアップル **デザート**	パインアップル 50 g	

献立		1人分材料・分量（目安量）	作り方
夕	ごはん **主食**	ごはん 220 g	
	なめこの みそ汁 **汁**	みそ 12 g なめこ 20 g カットわかめ 0.5 g 長ねぎ 3 g だし汁 150 g	① なめこは，水洗いしてぬめりを取っておく。 ② わかめは水で戻す。 ③ 鍋に，だし汁を加え①②を軽く煮，みそを溶き入れ，細く斜め切りしたねぎを散らす。
	さけの 照り焼き **主菜**	べにざけ（生）70 g 　しょうゆ 3 g 　みりん 2 g じゃがいも 50 g 塩 0.3 g さやいんげん 20 g	① さけは，あらかじめみりん，しょうゆに漬け込んでおき，240℃のオーブンで 15 分焼く。 ② じゃがいもは，皮をむき縦 8 等分に切り，薄塩でゆでる。 ③ ②は竹串がすっと通るまでゆでたら，ゆで汁を捨て，粉が吹くまでからいりする。 ④ さやいんげんは，薄塩でゆがく。 ⑤ 皿に，①を盛り，③④を添える。
	高野豆腐と 野菜の 炊き合わせ **副菜**	凍り豆腐 10 g（1枚＝15 g） かぼちゃ（西洋）50 g にんじん 15 g 生しいたけ 10 g オクラ 5 g だし汁 80 g しょうゆ 4 g みりん 3 g	① 凍り豆腐は，ぬるま湯で戻し，一口大に切る。 ② かぼちゃは，面取りをする。 ③ にんじんは，花型に抜く。（2 個分） ④ 生しいたけは，石づきを取り，飾り切りする。 ⑤ オクラは，薄塩でゆがく。 ⑥ だし汁，調味料を煮立てた中に①～④を入れ煮る。 ⑦ 器に⑥を盛り，煮汁をかけ，オクラをのせる。

● 経口BCAA製剤の使い分け

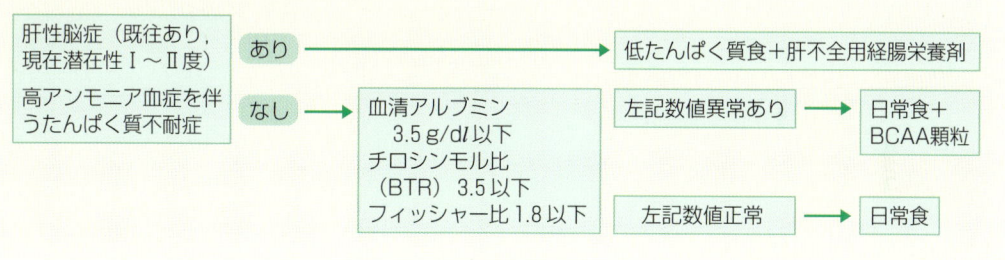

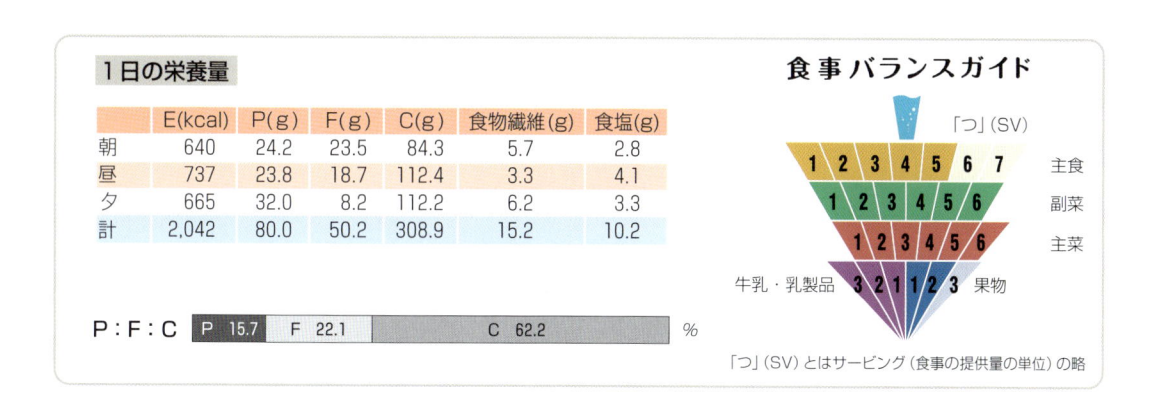

肝性脳症（既往あり，現在潜在性Ⅰ～Ⅱ度） あり → 低たんぱく質食＋肝不全用経腸栄養剤

高アンモニア血症を伴うたんぱく質不耐症 なし → 血清アルブミン 3.5 g/dl 以下／チロシンモル比（BTR）3.5 以下／フィッシャー比 1.8 以下
- 左記数値異常あり → 日常食＋BCAA顆粒
- 左記数値正常 → 日常食

1日の栄養量

	E(kcal)	P(g)	F(g)	C(g)	食物繊維(g)	食塩(g)
朝	640	24.2	23.5	84.3	5.7	2.8
昼	737	23.8	18.7	112.4	3.3	4.1
夕	665	32.0	8.2	112.2	6.2	3.3
計	2,042	80.0	50.2	308.9	15.2	10.2

P：F：C　P 15.7　F 22.1　C 62.2　％

食事バランスガイド

主食 1-7／副菜 1-6／主菜 1-5／牛乳・乳製品 3-2-1／果物 1-2-3

「つ」(SV) とはサービング（食事の提供量の単位）の略

食事計画 | 献立例 2-B

肝硬変（非代償期）
1,400 kcal

昼食は嗜好調査でも上位にくるおすしを手軽に作れる三色丼に

＊ □ の部分は 2-A と同じです。

朝

献立	1人分材料・分量（目安量）	作り方
ジャムトースト（厚切りトースト） 主食	食パン 80 g（4枚切 1 枚） マーマレード 15 g	① 食パンは，220 ℃のトースターで 3 分こんがり焼く。 ② 焼けた食パンの上にマーマレードをのせる。
トマトサラダ 副菜	トマト 100 g たまねぎ 15 g パセリ（少々） 酢 10 g なたね油 3 g ごま油 2 g 塩 0.5 g こしょう（少々）	① トマトは輪切りにする。 ② たまねぎはみじん切りにし，水にさらす。 ③ ボウルに酢・油・ごま油を入れて，ピューターで撹拌し，塩，こしょうで味を調える。 ④ ③に，②とみじん切りパセリを加える。 ⑤ ガラス皿に，①を盛り④の手作りドレッシングをかける。
ミルクティー 飲み物	無脂肪牛乳 150 g 紅茶 50 g	① ストレートティーを作る。 ② 無脂肪牛乳は沸騰させないように気をつけて温める。 ③ カップに①と②を同時に注ぎ込む。
オレンジ デザート	オレンジ 50 g	

昼

献立	1人分材料・分量（目安量）	作り方
三色すしごはん 主食	ごはん 180 g 合わせ酢｛酢 15 g／砂糖 8 g／塩 0.8 g｝ 牛ひき肉（かた）15 g 砂糖 2 g しょうゆ 1.5 g 卵 25 g 砂糖 2 g さやえんどう 15 g にんじん 5 g	① 10 分蒸らしたごはんは，すし桶に入れ，ひと煮立ちさせた合わせ酢を混ぜ込む。うちわであおぎ，冷めたら濡れふきんをかける。 ② 熱した鍋で，牛ひき肉を炒め，砂糖，しょうゆで味を調える。 ③ 熱したテフロン加工のフライパンに，砂糖を加え溶きほぐした卵を入れ，菜箸 4 本で細かい菜種を作る。 ④ さやえんどうはすじを取った後薄塩でゆで，細切りにしておく。 ⑤ 皿に，①のすしめしを盛り，②③④を飾り，花にんじんを添える。
のり吸い 汁	のり 2 g（1 枚） しょうが 1 g 切りみつば 2 g だし汁 150 g 塩 1 g うすくちしょうゆ 2 g	① のり 1 枚分としょうがは，細いせん切りにする。 ② みつばは，2 cm 幅に切る。 ③ だし汁は，塩，しょうゆで味を調える。 ④ 汁椀に，①を盛り，上から③を注ぎ入れ，②を散らす。
はくさいの煮びたし 副菜	はくさい 80 g にんじん 5 g なたね油 3 g だし汁 100 g しょうゆ 3 g	① はくさいは 4 cm 程度の短冊切り，にんじんは短冊切りにする。 ② 熱した鍋に油を加え，①の食材を軽く炒める。 ③ ②にだし汁，しょうゆを加え，はくさい，にんじんがしんなりとするまで煮る。
パインアップル デザート	パインアップル 50 g	

献立	1人分材料・分量（目安量）	作り方
夕 ごはん **主食**	ごはん 180 g	
なめこの吸い物 **汁**	なめこ 20 g カットわかめ 0.5 g 長ねぎ 3 g だし汁 150 g 食塩 1 g うすくちしょうゆ 2 g	① なめこは，水洗いしてぬめりを取っておく。 ② わかめは水で戻す。 ③ 鍋に，だし汁を加え①②を軽く煮，塩，しょうゆで味を調え，細く斜め切りしたねぎを散らす。
さけの照り焼き **主菜**	べにざけ（生）30 g 　しょうゆ 2 g 　みりん 1 g じゃがいも 30 g 塩 0.2 g さやいんげん 15 g	① さけは，あらかじめみりん，しょうゆに漬け込んでおき，240℃のオーブンで15分焼く。 ② じゃがいもは，皮をむき縦8等分に切り，薄塩でゆでる。 ③ ②は竹串がすっと通るまでゆでたら，ゆで汁を捨て，粉が吹くまでかたいりする。 ④ さやえんどうは，薄塩でゆがく。 ⑤ 皿に，①を盛り，③④を添える。
高野豆腐と野菜の炊き合わせ **副菜**	凍り豆腐 5 g（1枚＝15 g） かぼちゃ（西洋）30 g だいこん 30 g にんじん 15 g 生しいたけ 10 g オクラ 5 g だし汁 80 g しょうゆ 4 g みりん 3 g	① 凍り豆腐は，ゆるま湯で戻し，一口大に切る。 ② かぼちゃは，面取りをする。 ③ だいこんは，輪切りにし面取りをして隠し包丁を入れる。 ④ にんじんは，花型に抜く。（2個分） ⑤ 生しいたけは，石づきを取り，飾り切りする。 ⑥ オクラは，薄塩でゆがく。 ⑦ だし汁，調味料を煮立てた中に①〜⑤を入れ煮る。 ⑧ 器に⑦を盛り，煮汁をかけオクラをのせる。

1日の栄養量

	E(kcal)	P(g)	F(g)	C(g)	食物繊維(g)	食塩(g)
朝	394	14.0	8.9	65.6	3.6	1.7
昼	521	14.1	9.4	93.3	3.8	3.2
夕	462	17.4	3.8	87.4	4.7	2.8
計	1,377	45.5	22.1	246.3	12.1	7.7

＊高アンモニア血症や肝性脳症が改善している場合は，肝不全用経腸栄養剤を加えて，1日必要栄養量を確保します。

	エネルギー(kcal)	P(g)	F(g)	C(g)
アミノレバン®EN（2包）	420	26.6	7.0	62.2
1日合計	1,797	72.1	29.1	308.5

P：F：C　P 13.2　F 14.5　C 72.3　%

食事バランスガイド

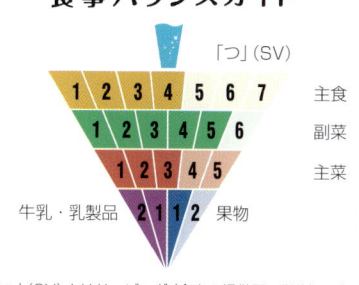

主食 1 2 3 4 5 6 7 「つ」(SV)
副菜 1 2 3 4 5 6
主菜 1 2 3 4 5
牛乳・乳製品 2 1　果物 1 2

「つ」(SV)とはサービング（食事の提供量の単位）の略

食事計画献立例2

食事計画 | 献立例 2-A | 2-B

写真はすべて2-Aの献立です。

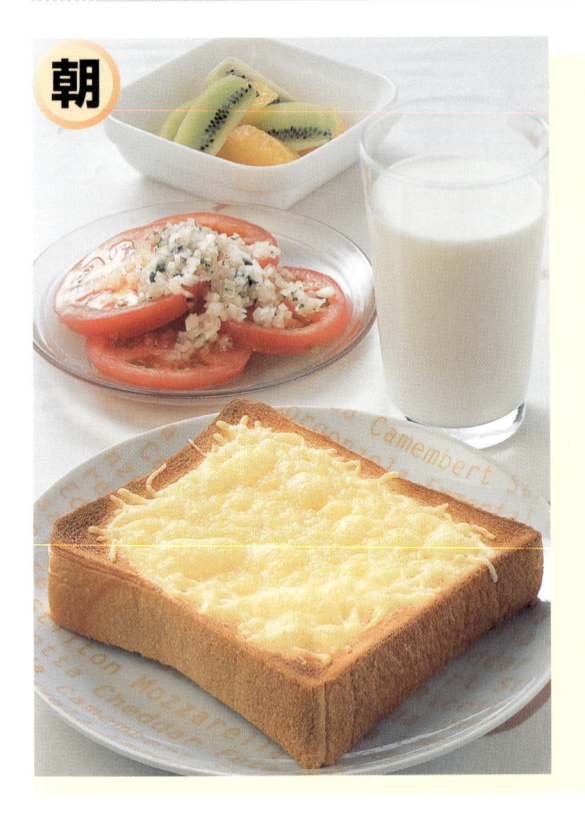

朝

●チーズを添えて一味違ったトーストを楽しみましょう

本献立には、バリエーション料理は記載していません。

2-A	E (kcal)	P (g)	F (g)	C (g)	食物繊維 (g)	食塩 (g)
チーズトースト	385	15.7	10.5	56.3	2.8	2.1
トマトサラダ	75	0.9	5.1	6.8	1.2	0.5
牛乳	134	6.6	7.6	9.6	0.0	0.2
フルーツ盛り合わせ	46	1.0	0.1	11.7	1.7	0.0

2-B	E (kcal)	P (g)	F (g)	C (g)	食物繊維 (g)	食塩 (g)
ジャムトースト	249	7.5	3.5	46.8	1.9	1.0
トマトサラダ	75	0.9	5.1	6.8	1.2	0.5
ミルクティー	50	5.2	0.2	7.1	0.0	0.2
オレンジ	20	0.5	0.1	4.9	0.4	0.0

昼

●人気のすしが手軽に作れます

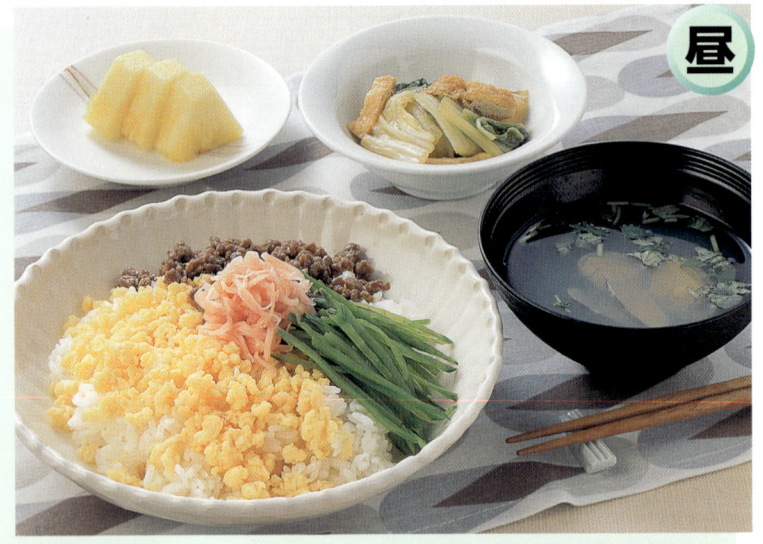

2-A	E (kcal)	P (g)	F (g)	C (g)	食物繊維 (g)	食塩 (g)
すしごはん	636	19.9	13.8	102.3	1.5	1.8
清し汁	12	1.3	0.1	0.5	0.0	1.8
煮びたし	63	2.3	4.8	3.0	1.1	0.5
パイン	26	0.3	0.1	6.7	0.8	0.0

2-B	E (kcal)	P (g)	F (g)	C (g)	食物繊維 (g)	食塩 (g)
すしごはん	441	11.0	6.1	81.6	1.1	1.1
のり吸い	9	1.4	0.1	1.6	0.8	1.5
煮びたし	46	1.4	3.2	3.3	1.2	0.5
パイン	26	0.3	0.1	6.7	0.8	0.0

| 肝臓疾患 |

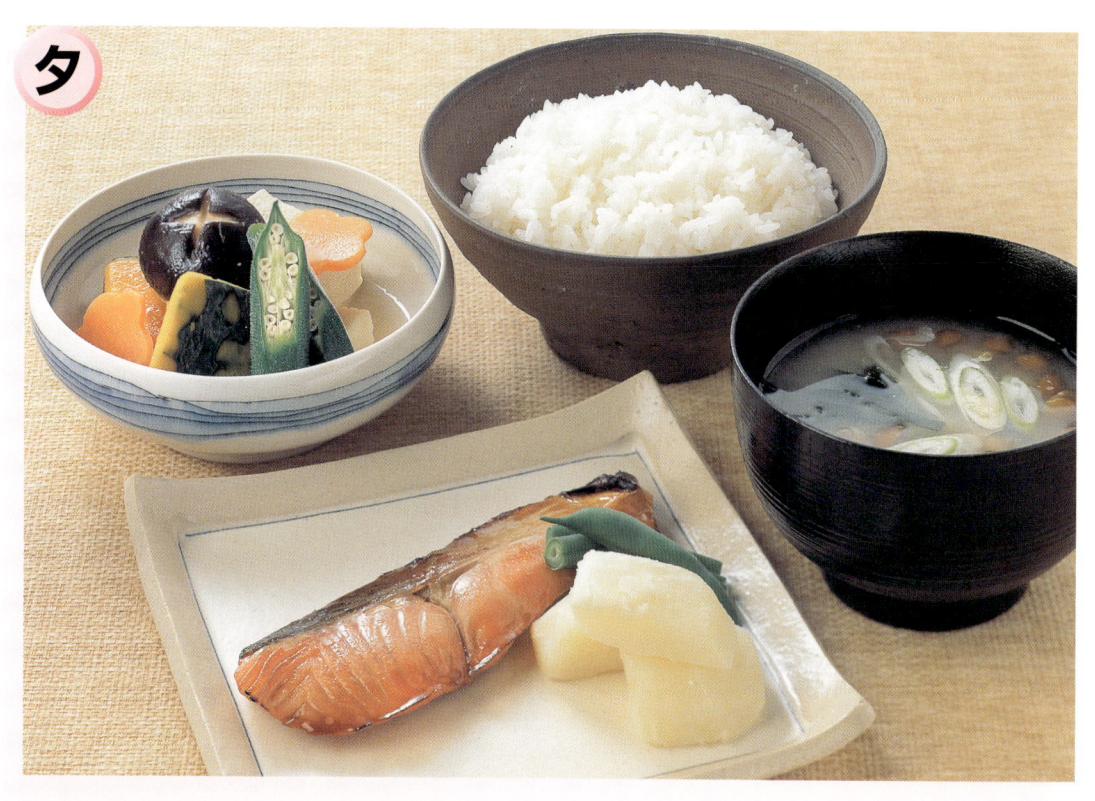

夕

●素材のもち味を生かした和食料理です

2-A	E (kcal)	P (g)	F (g)	C (g)	食物繊維 (g)	食塩 (g)
ごはん	370	5.5	0.7	81.6	0.7	0.0
なめこのみそ汁	31	2.4	0.8	4.5	1.5	1.8
さけの照り焼き	146	17.1	3.2	11.1	1.1	0.8
炊き合わせ	119	6.9	3.5	15.0	2.9	0.8

2-B	E (kcal)	P (g)	F (g)	C (g)	食物繊維 (g)	食塩 (g)
ごはん	302	4.5	0.5	66.8	0.5	0.0
なめこの吸い物	9	1.0	0.1	2.1	0.9	1.6
さけの照り焼き	71	7.7	1.4	6.7	0.8	0.5
炊き合わせ	80	4.2	1.8	11.8	2.5	0.7

2-B 朝 ジャムトースト

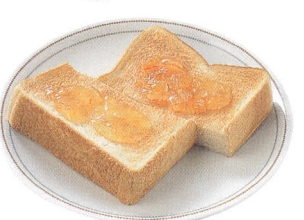

2-B 昼 のり吸い

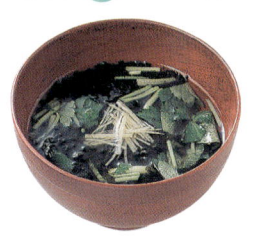

2-B 朝 ミルクティー

2-B 夕 なめこの吸い物

食事計画献立例2

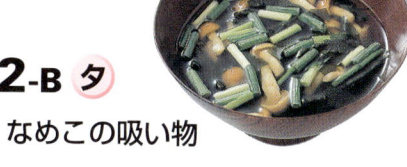

食事計画 | 献立例 3-A | 慢性肝炎，肝硬変（代償期） 2,000 kcal

昼食は1品でも栄養バランスのとれる皆が大好きなお好み焼きに

朝

献立	1人分材料・分量（目安量）	作り方
ロールサンド（主食）	ロールパン 80 g（2個） マヨネーズ 10 g 練りからし（少々） かに（水煮缶詰）20 g レタス 30 g トマト 30 g きゅうり 20 g	① ロールパンは，中央部分に包丁を入れておく。 ② ①の切り目のところには，からしマヨネーズを塗っておく。 ③ レタスは水洗いし，適度な大きさに手でちぎり，氷水にくぐらせ水をきっておく。 ④ トマトは半月切り，きゅうりは斜め切りにする。 ⑤ ②のパンの1つには，レタス，きゅうり，かに，残り1つには，レタス，きゅうり，トマトを詰める。 ⑥ 皿にナプキンを敷き，パンを盛る。
マカロニスープ（汁）	マカロニ 10 g たまねぎ 30 g にんじん 5 g バター 5 g 小麦粉 5 g 牛乳 150 g 鳥がらだし 50 g 塩 1 g こしょう（少々） パセリ（少々）	① マカロニは，少し多めの塩を加えた熱湯でゆでる。 ② たまねぎはスライス，にんじんはせん切りにする。 ③ フライパンにバターを加え溶かす。 ④ ③に，小麦粉を加えてホワイトルウを作り，弱火で数十分加熱し粉くささが残らないようにする。 ⑤ 鍋に鳥がらだしを入れ加熱する。沸騰したら②の野菜を入れて火を通し，牛乳を加えひと煮立ちしたら塩，こしょうで調味する。 ⑥ ④のルウに⑤のスープをトレー1杯加えてのばす。次に⑤に加えだまにならないようのばしていく。 ⑦ スープ皿に盛り，パセリのみじん切りを飾る。
りんご（デザート）	りんご 100 g	① りんごは，木の葉切りにする。 ② 褐変を防ぐためには，薄い食塩水に数分浸しておく。

昼

献立	1人分材料・分量（目安量）	作り方
えびといかのお好み焼き（主食）	こえび 50 g いか 40 g キャベツ 100 g 長ねぎ 20 g ながいも 50 g 小麦粉 80 g だし汁 50 g 卵 40 g なたね油 3 g 青のり（少々） かつお節 1 g 中濃ソース 20 g マヨネーズ 5 g	① キャベツは粗めのみじん切り，ねぎは小口切り，いかは格子に切り目を入れ1cm程度に切る。 ② ボウルに，ながいもをすりおろし，だし汁，小麦粉，溶きほぐした卵を合わせて，①，こえびを加えよく混ぜる。 ③ フライパンに油を引き，②を1cmの厚さにのばし，両面をこんがり焼く。 ④ 出来上がったお好み焼きは皿に盛り，ソースをまんべんなく塗り，マヨネーズ，かつお節，青のりを飾る。
ヨーグルトシャーベット（デザート）	プレーンヨーグルト 50 g ももネクター 50 g 砂糖 3 g コンデンスミルク 10 g	① ボウルに，材料を入れ，撹拌する。 ② 器に①を入れ，冷凍庫で冷やし固める。

肝臓疾患

献立	1人分材料・分量（目安量）	作り方
夕 ごはん 主食	ごはん 220 g	
呉汁 汁	だいず 5 g 油揚げ 5 g だいこん 30 g にんじん 10 g だいこん葉 3 g みそ 12 g だし汁 150 g	① だいずは，前日より鍋に入れて水に浸しておく。次に鍋を火にかけてだいずを軟らかくなるまで炊く。炊き上がっただいずは，ミキサーにかける。 ② 油揚げは湯通しして油抜きをし，1 cmの細切りにする。だいこん，にんじんは短冊切り，だいこん葉は塩ゆでをし細かく切る。 ③ 鍋にだし汁を加えて熱し，沸騰してきたら②を入れ野菜の火が通ったら，すりおろしただいず，次にみそを溶き入れ，だいこん葉を散らす。
鶏肉の南蛮漬 主菜	鶏肉もも（皮なし） 70 g 　塩 0.3 g 　こしょう（少々） なたね油 3 g たまねぎ 30 g 赤ピーマン 10 g 黄ピーマン 10 g 酢 10 g 砂糖 3 g うすくちしょうゆ 5 g 赤とうがらし（少々）	① 鶏肉は一口大に切り，塩，こしょうで下味をつけておく。 ② たまねぎ，ピーマンは薄くスライスし，水にさらす。 ③ 酢，砂糖，しょうゆ，赤とうがらしを合わせてたれを作る。 ④ 下味のついた鶏肉は，熱したフライパンに油を加え，両面をこんがりきつね色になるまで焼く。 ⑤ ③のたれに十分水きりした②を加え，焼き上がった鶏肉を入れて漬け込む。
ほうれんそうののり和え 副菜	ほうれんそう 70 g のり 0.5 g しょうゆ 3 g だし汁 10 g	① ほうれんそうは，薄塩の湯でゆで，2 cmの長さに切る。 ② のりは火で軽くあぶり，手でもみ小さくほぐす。 ③ だし汁としょうゆでだし割りしょうゆを作る。 ④ ③に，①②を加え，合わせる。

1日の栄養量

	E(kcal)	P(g)	F(g)	C(g)	食物繊維(g)	食塩(g)
朝	614	19.8	25.2	78.1	5.0	2.8
昼	687	34.4	15.8	97.9	5.3	2.2
夕	623	28.6	10.8	99.3	5.8	3.3
計	1,923	82.8	51.7	275.4	16.0	8.2

P：F：C　P 17.2　F 24.2　C 58.6　％

食事バランスガイド

主食 1 2 3 4 5 6 7「つ」(SV)
副菜 1 2 3 4 5 6
主菜 1 2 3 4 5 6
牛乳・乳製品 3 2　果物 1 1 2

「つ」(SV) とはサービング（食事の提供量の単位）の略

食事計画献立例3

食事計画 ｜ 献立例 3-B

肝硬変（非代償期）
1,400 kcal

昼食は1品でも栄養バランスのとれる皆が大好きなお好み焼きに

＊□の部分は3-Aと同じです。

朝

献立	1人分材料・分量（目安量）	作り方
ロールサンド 主食	ロールパン60g（小2個） マヨネーズ10g 練りからし（少々） レタス30g トマト50g きゅうり20g	①ロールパンは，中央部分に包丁を入れておく。 ②①の切り目のところには，からしマヨネーズを塗っておく。 ③レタスは水洗いし，適度な大きさに手でちぎり，氷水にくぐらせ水をきっておく。 ④トマトは半月切り，きゅうりは斜め切りにする。 ⑤②のパンには，レタス，きゅうり，トマトを詰める。 ⑥皿にナプキンを敷き，パンを盛る。
マカロニ スープ 汁	マカロニ5g たまねぎ30g にんじん5g バター5g 小麦粉5g 無脂肪牛乳100g 鳥がらだし100g 塩1g こしょう（少々） パセリ（少々）	①マカロニは，少し多めの塩を加えた熱湯でゆでる。 ②たまねぎはスライス，にんじんはせん切りにする。 ③フライパンにバターを加え溶かす。 ④③に，小麦粉を加えてホワイトルウを作り，弱火で数十分加熱し粉くささが残らないようにする。 ⑤鍋に鳥がらだしを入れ加熱する。沸騰したら②の野菜を入れて火を通し，牛乳を加えひと煮立ちしたら塩，こしょうで調味する。 ⑥④のルウに⑤のスープをトレー1杯加えてのばす。次に⑤に加えだまにならないようのばしていく。 ⑦スープ皿に盛り，パセリのみじん切りを飾る。
りんご デザート	りんご75g	①りんごは，木の葉切りにする。 ②褐変を防ぐためには，薄い食塩水に数分浸しておく。

昼

献立	1人分材料・分量（目安量）	作り方
えびといかの お好み焼き 主食	こえび15g いか15g キャベツ80g 長ねぎ15g ながいも30g 小麦粉60g だし汁40g 卵25g なたね油2g 青のり（少々） かつお節0.5g 中濃ソース20g マヨネーズ5g	①キャベツは粗めのみじん切り，ねぎは小口切り，いかは格子に切り目を入れ1cm程度に切る。 ②ボウルに，ながいもをすりおろし，だし汁，小麦粉，溶きほぐした卵を合わせて，①，こえびを加えよく混ぜる。 ③フライパンに油を引き，②を1cmの厚さにのばし，両面をこながいも30gんがり焼く。 ④出来上がったお好み焼きは皿に盛り，ソースをまんべんなく塗り，マヨネーズ，かつお節，青のりを飾る。
ゆず シャーベット デザート	ゆず果汁50g ゆず皮（少々） 湯50g 砂糖10g スキムミルク10g	①湯冷ましに砂糖を入れ溶かし，ゆずのしぼり汁，薄くせん切りにしたゆず皮，スキムミルクを加え，攪拌する。 ②器に①を入れ，冷凍庫で冷やし固める。

肝臓疾患

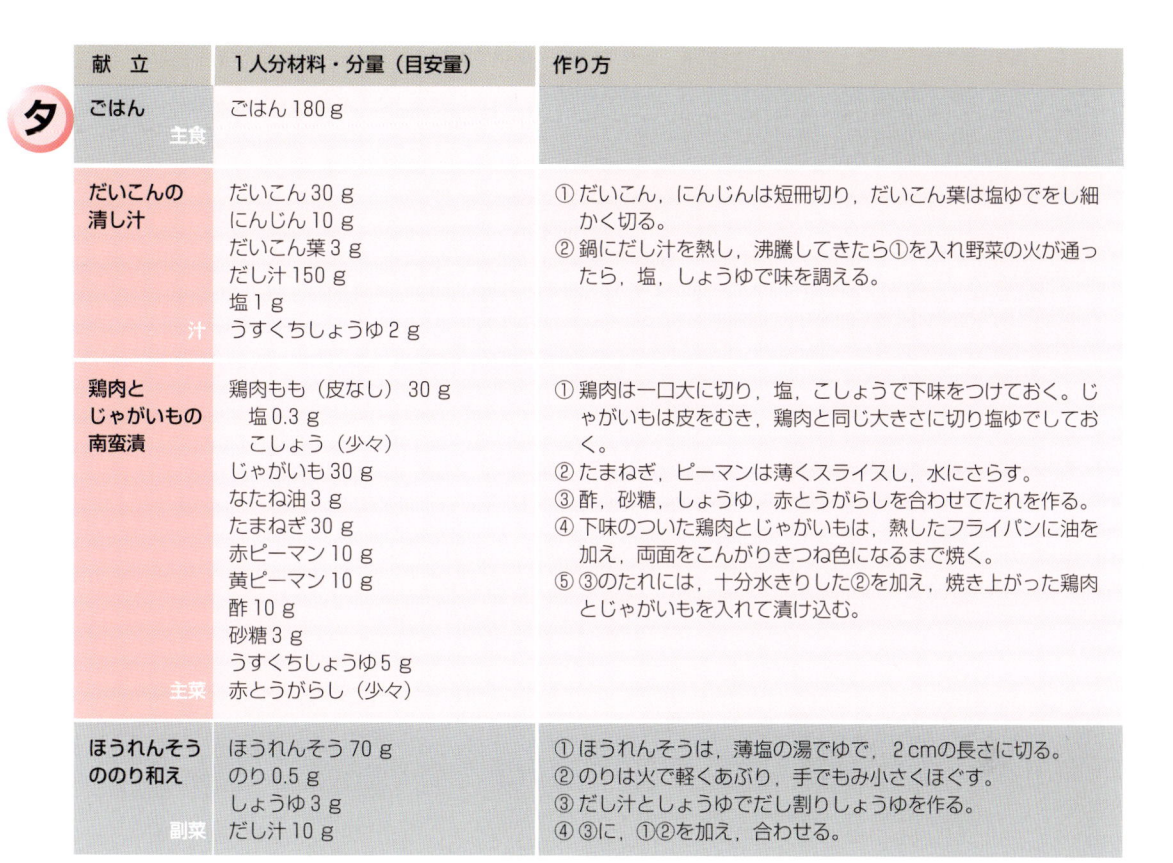

献立	1人分材料・分量（目安量）	作り方
夕 ごはん（主食）	ごはん 180 g	
だいこんの清し汁（汁）	だいこん 30 g にんじん 10 g だいこん葉 3 g だし汁 150 g 塩 1 g うすくちしょうゆ 2 g	① だいこん，にんじんは短冊切り，だいこん葉は塩ゆでをし細かく切る。 ② 鍋にだし汁を熱し，沸騰してきたら①を入れ野菜の火が通ったら，塩，しょうゆで味を調える。
鶏肉とじゃがいもの南蛮漬（主菜）	鶏肉もも（皮なし）30 g 　塩 0.3 g 　こしょう（少々） じゃがいも 30 g なたね油 3 g たまねぎ 30 g 赤ピーマン 10 g 黄ピーマン 10 g 酢 10 g 砂糖 3 g うすくちしょうゆ 5 g 赤とうがらし（少々）	① 鶏肉は一口大に切り，塩，こしょうで下味をつけておく。じゃがいもは皮をむき，鶏肉と同じ大きさに切り塩ゆでしておく。 ② たまねぎ，ピーマンは薄くスライスし，水にさらす。 ③ 酢，砂糖，しょうゆ，赤とうがらしを合わせてたれを作る。 ④ 下味のついた鶏肉とじゃがいもは，熱したフライパンに油を加え，両面をこんがりきつね色になるまで焼く。 ⑤ ③のたれには，十分水きりした②を加え，焼き上がった鶏肉とじゃがいもを入れて漬け込む。
ほうれんそうののり和え（副菜）	ほうれんそう 70 g のり 0.5 g しょうゆ 3 g だし汁 10 g	① ほうれんそうは，薄塩の湯でゆで，2 cmの長さに切る。 ② のりは火で軽くあぶり，手でもみ小さくほぐす。 ③ だし汁としょうゆでだし割りしょうゆを作る。 ④ ③に，①②を加え，合わせる。

1日の栄養量

	E(kcal)	P(g)	F(g)	C(g)	食物繊維(g)	食塩(g)
朝	444	13.0	17.7	59.6	4.2	2.2
昼	472	17.1	10.8	75.6	4.1	1.6
夕	461	15.1	5.4	85.8	4.6	3.1
計	1,377	45.3	33.9	221.0	12.9	6.9

＊高アンモニア血症や肝性脳症が改善している場合は，肝不全用経腸栄養剤を加えて，1日必要栄養量を確保します。

	エネルギー(kcal)	P(g)	F(g)	C(g)
ヘパンED®（1包）	310	11.0	2.8	66.7
1日合計	1,687	56.3	36.7	287.7

P：F：C　P 13.1　F 22.2　C 64.7　％

食事バランスガイド

「つ」(SV)
主食 1 2 3 4 5 6 7
副菜 1 2 3 4 5 6
主菜 1 2 3 4 5
牛乳・乳製品 2　果物 1 1 2

「つ」(SV) とはサービング（食事の提供量の単位）の略

食事計画 | 献立例 3-A | 3-B 写真はすべて3-Aの献立です。

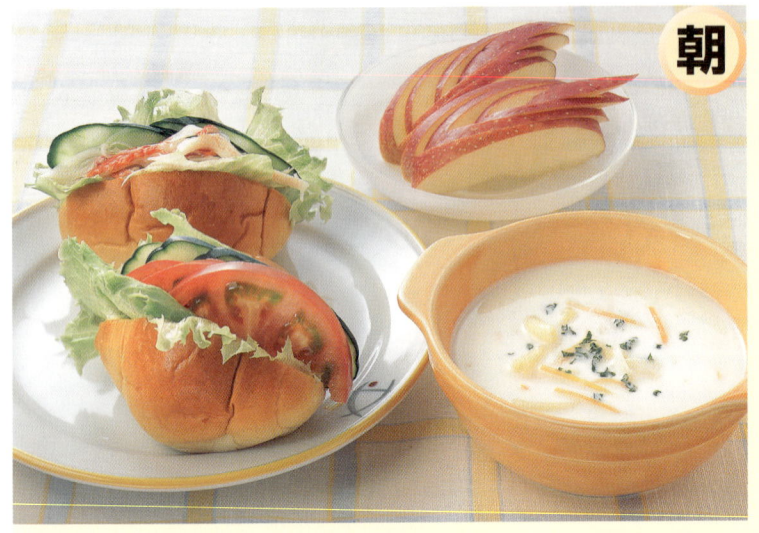

朝

●朝食に温かいスープを添えて

本献立には，バリエーション料理は記載していません。

3-A	E(kcal)	P(g)	F(g)	C(g)	食物繊維(g)	食塩(g)
ロールサンド	350	12.1	14.9	42.2	2.5	1.5
マカロニスープ	210	7.6	10.2	21.3	1.0	1.3
りんご	54	0.2	0.1	14.6	1.5	0.0

3-B	E(kcal)	P(g)	F(g)	C(g)	食物繊維(g)	食塩(g)
ロールサンド	276	6.9	13.0	33.4	2.3	0.9
マカロニスープ	128	5.9	4.6	15.2	0.9	1.3
りんご	41	0.2	0.1	11.0	1.1	0.0

昼

●お好み焼きは，世代を超えて好まれる一品です

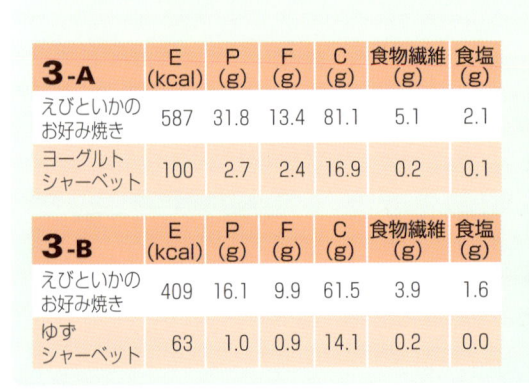

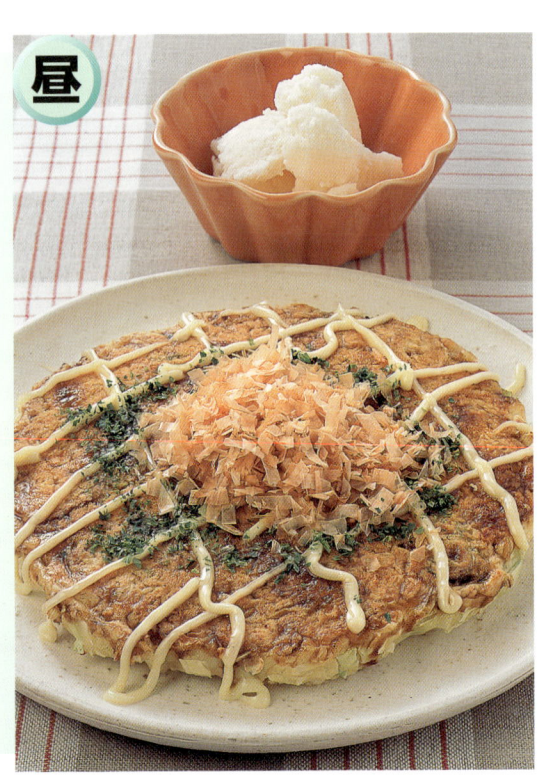

3-A	E(kcal)	P(g)	F(g)	C(g)	食物繊維(g)	食塩(g)
えびといかのお好み焼き	587	31.8	13.4	81.1	5.1	2.1
ヨーグルトシャーベット	100	2.7	2.4	16.9	0.2	0.1

3-B	E(kcal)	P(g)	F(g)	C(g)	食物繊維(g)	食塩(g)
えびといかのお好み焼き	409	16.1	9.9	61.5	3.9	1.6
ゆずシャーベット	63	1.0	0.9	14.1	0.2	0.0

肝臓疾患

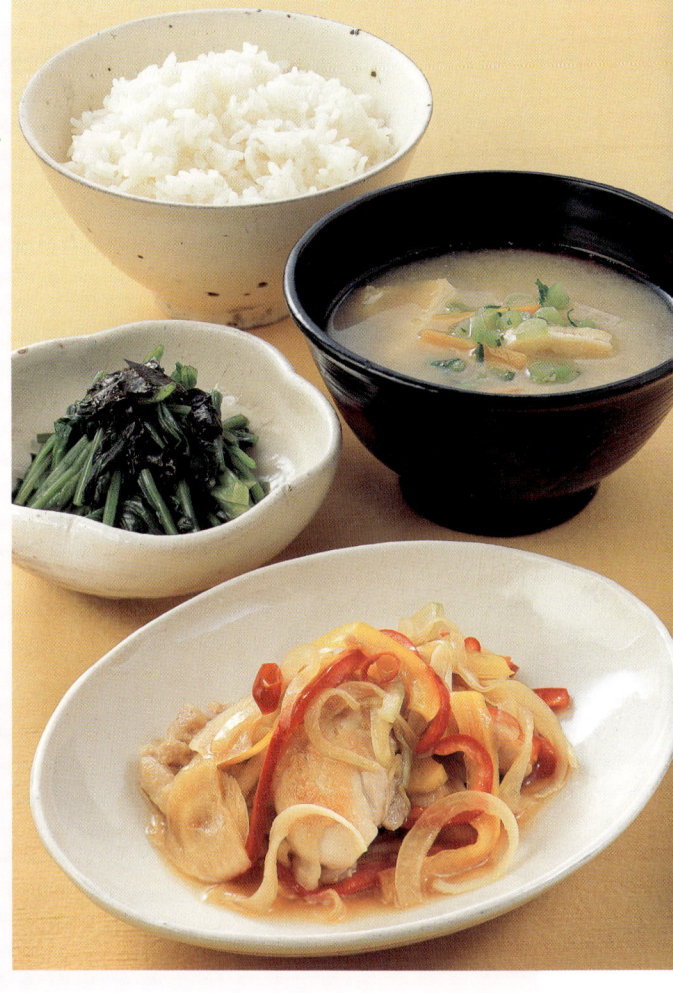

夕

●鶏肉と野菜のハーモニーを味わいます

3-A	E (kcal)	P (g)	F (g)	C (g)	食物繊維 (g)	食塩 (g)
ごはん	370	5.5	0.7	81.6	0.7	0.0
呉汁	76	4.9	3.4	6.9	2.3	1.7
鶏肉の南蛮漬	160	16.2	6.4	8.1	0.8	1.2
ほうれんそうののり和え	17	2.0	0.3	2.7	2.1	0.5

3-B	E (kcal)	P (g)	F (g)	C (g)	食物繊維 (g)	食塩 (g)
ごはん	302	4.5	0.5	66.8	0.5	0.0
だいこんの清し汁	14	0.8	0.0	2.9	0.8	1.5
鶏肉とじゃがいもの南蛮漬	127	7.9	4.5	13.4	1.2	1.1
ほうれんそうののり和え	17	2.0	0.3	2.7	2.1	0.5

3-B 昼 ゆずシャーベット

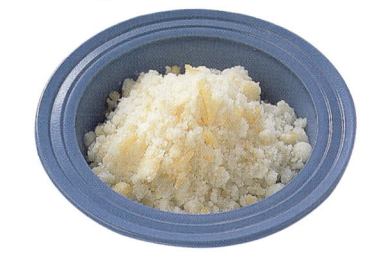

3-B 夕 だいこんの清し汁

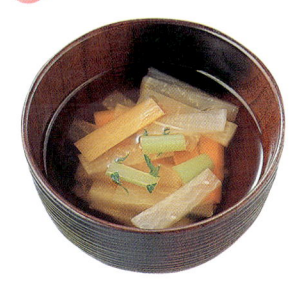

3-B 夕 鶏肉とじゃがいもの南蛮漬

食事計画献立例3

組合せ料理例

主食

チキンドリア

材料・分量（目安量）

ごはん	200 g	ケチャップ	10 g	牛乳	100 g
鶏肉（むね・皮つき）	30 g	こしょう	（少々）	塩	0.5 g
たまねぎ	30 g	小麦粉	10 g	こしょう	（少々）
なたね油	3 g	バター	10 g	プロセスチーズ	30 g

作り方
① 加熱したフライパンに油を加え，みじん切りたまねぎ，適当な大きさに切った鶏肉，ごはんを炒め，ケチャップ，こしょうで味を調える。
② ①とは別にフライパンにバターを加え溶かし，小麦粉を加えてホワイトルウを作り，弱火で数十分加熱し粉くささが残らないようにする。
③ ②のホワイトルウは，人肌程度に温めた牛乳を少しずつ加えてのばし，塩，こしょうで味を調える。
④ グラタン皿に，①を盛り，③をかけ，最後にチーズをまんべんなくのせ，220 ℃のオーブンで10分焼く。

● ホワイトルウは弱火で加熱し，ピューターでゆっくり攪拌しだまをつくらないようおいしく仕上げます。

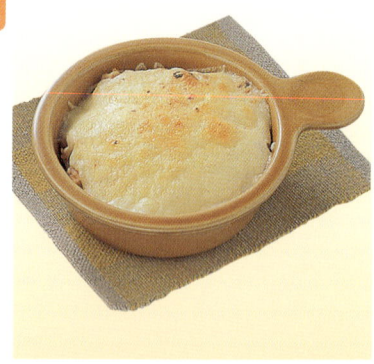

E (kcal)	P (g)	F (g)	C (g)	食物繊維 (g)	食塩 (g)
730	22.4	27.0	93.8	1.6	2.2

炊き込みごはん

材料・分量（目安量）

米	100 g	鶏肉（もも・皮つき）	30 g	こんにゃく	10 g
だし汁	100 g			乾しいたけ	1 g
うすくちしょうゆ	4 g	油揚げ	5 g	長ねぎ	5 g
しょうゆ	4 g	ごぼう	20 g	しょうが甘酢漬	5 g
みりん	5 g	にんじん	10 g		

作り方
① 鶏肉はそぎ切り，油揚げは1 cmのせん切り，にんじんと戻したしいたけはせん切り，こんにゃくは細かい短冊切りにして下ゆでし，ごぼうは小さめのささがきにして水にさらしておく。
② 洗い米は，だし汁，うすくちしょうゆ，みりんで味を調え，①の具を加え，炊飯器で炊く。
③ 器には炊き上がったごはんを盛り，小口切りのねぎ，しょうが甘酢漬を飾る。

● だし汁は具材から出る水分を考慮して，米の体積の1.0倍にします。

E (kcal)	P (g)	F (g)	C (g)	食物繊維 (g)	食塩 (g)
477	13.4	6.8	86.2	2.8	1.5

天津飯

材料・分量（目安量）

ごはん	200 g	なたね油	10 g	こしょう	（少々）
かに（水煮缶詰）	40 g	酒	10 g	砂糖	3 g
たけのこ（水煮缶詰）	30 g	しょうゆ	10 g	鳥がらだし	50 g
生しいたけ	10 g	みつば	5 g	かたくり粉	3 g
卵	50 g	塩	0.5 g	ごま油	2 g

作り方
① 中華鍋に半量の油を引き強火で，適当に切ったしいたけ，たけのこ，みつばを炒め，かにを加え炒め合わせ，半量の酒，しょうゆを振り，火からおろす。
② ボウルに卵を割りほぐし塩，こしょうで味をつけておき，炒めた具の粗熱がとれたら加えて混ぜる。再び中華鍋に油を引き強火で熱し，卵液を流し入れ，大きく混ぜながら炒め，底の面が固まってきたら，円形に整える。半熟状になったら，へらで返してさっと焼き，ごはんにのせる。
③ 鳥がらだしを鍋に入れて強火にかける。煮立ったら残りの酒，しょうゆと砂糖を加える。煮汁が煮立ったら水溶きかたくり粉を加え，とろみがついたら火を止めてごま油を加え，かに玉の上にかける。

● 卵は半熟に仕上げるために余熱を考慮し早めに火を止めます。

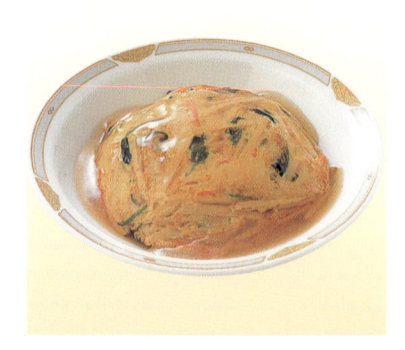

E (kcal)	P (g)	F (g)	C (g)	食物繊維 (g)	食塩 (g)
610	21.9	18.1	83.1	1.8	2.8

ビシソワーズ

材料・分量（目安量）

じゃがいも	80 g	牛乳	80 g
たまねぎ	20 g	塩	0.5 g
バター	5 g	こしょう	（少々）
鳥がらだし	100 g		

作り方
① じゃがいもは薄切り，たまねぎはせん切りにする。
② 熱した鍋にバターを入れてたまねぎを炒め，しんなりしたらじゃがいもを加える。
③ 鳥がらだしを加え，じゃがいもが完全に軟らかくなったら火を止める。
④ ③をフードプロセッサーにかけて，牛乳を加える。
⑤ 塩，こしょうで調味し，よく冷やす。

●じゃがいもが完全に軟らかくなるまで火を通します。

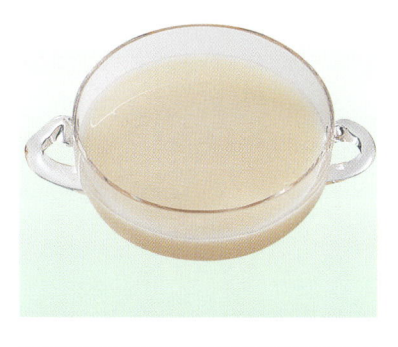

E (kcal)	P (g)	F (g)	C (g)	食物繊維 (g)	食塩 (g)
166	5.3	7.4	19.7	1.4	0.8

クリームキャロットスープ

材料・分量（目安量）

にんじん	30 g	タイム（粉）	（少々）	こしょう	（少々）
たまねぎ	20 g	カレー粉	（少々）	プレーンヨーグルト	5 g
洋風だし	150 g	クリームチーズ	10 g	レモン果汁	（少々）
ローリエ	（少々）	塩	0.1 g	パセリ	（少々）

作り方
① にんじん，たまねぎは薄切りにする。
② 鍋にたまねぎ，タイム，ローリエを入れ，たまねぎが透き通るくらいまで炒める。
③ にんじんとカレー粉を加えてさらに炒め，洋風だしを加えて弱火でにんじんが軟らかくなるまで20～30分ほど煮込む。
③ クリームチーズを入れて煮立たせないようにしながら溶かす。
④ 鍋の中身をブレンダーにかけて，こしながら再び鍋に戻す。
⑤ 塩，こしょうで味を調え，ヨーグルトとレモン汁を加える。
⑥ 器に盛り付けてパセリを散らす。

●ヨーグルト，レモン汁は，沸騰させないよう火を止めてから。

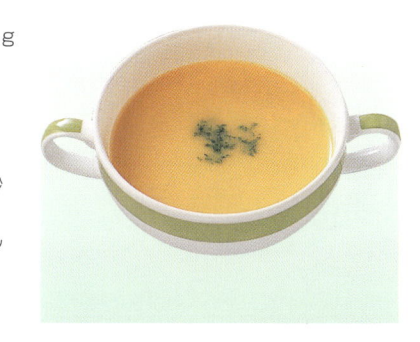

E (kcal)	P (g)	F (g)	C (g)	食物繊維 (g)	食塩 (g)
65	3.3	3.5	5.4	1.1	1.0

ぶりの粕汁

材料・分量（目安量）

ぶり	15 g	油揚げ	5 g	塩	0.2 g	だし汁	150 g
だいこん	30 g	せり	3 g	しょうゆ	2 g	七味とうがらし	
にんじん	15 g	酒かす	20 g	酒	3 g		（少々）
こんにゃく	15 g	みそ	12 g				

作り方
① ぶりは，2cm角のさいころ状に切る。
② だいこん，にんじんは小さめの乱切り，こんにゃくはちぎりこんにゃくにする。
③ 油揚げは横に長く2等分化し短冊切り，せりは根を落とし2cmの長さに切る。
④ ぶりは，熱湯をくぐらせ表面のみ火を通し，ただちに水に落とす。
⑤ 鍋にだし汁，②～④（せりを除く）を加え火にかけ煮込む。
⑥ 鍋からだし汁を少量とり，酒かすをのばす。ピューターでよく混ぜる。
⑦ ⑥とみそを溶き入れ，塩，しょうゆで味を調える。
⑧ 仕上げに酒を少量加え，汁椀に粕汁を盛り，七味とうがらしを振る。

●具材は，こまめにあくを取り出しながら煮込みます。

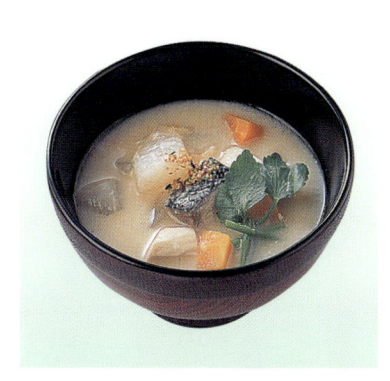

E (kcal)	P (g)	F (g)	C (g)	食物繊維 (g)	食塩 (g)
146	9.5	5.4	11.4	2.9	2.2

組合せ料理例

主菜

ロールキャベツ

材料・分量（目安量）

鶏ひき肉	60 g	卵	5 g	水	100 g
（もも・皮なし）		牛乳	5 g	固形コンソメ	0.5 g
キャベツ	120 g	パン粉	5 g	塩	0.5 g
	（1枚）	塩	1 g	トマトピューレー	
たまねぎ	30 g	こしょう	（少々）		15 g
なたね油	1 g	ナツメグ	（少々）	バター	3 g

作り方

① キャベツは芯を除いて，丸ごとゆでておき，外側から順にはがして冷まし，1人2枚用意する。たまねぎはみじん切りにし，炒めておく。
② ボウルに，パン粉・牛乳を入れ湿らせておく。鶏ひき肉，炒めたたまねぎ，卵，塩，こしょう，ナツメグを加えよく混ぜておく。
③ ①を広げ②を2等分したものを置き，包む。
④ 浅型の鍋に③を並べ，固形コンソメ，水，塩，トマトピューレーで煮込む。
⑤ 別鍋ではバターを溶かし，④に加え煮込む。

● キャベツはできるだけ大玉を使用します。小玉の場合は，2枚で具を包みます。

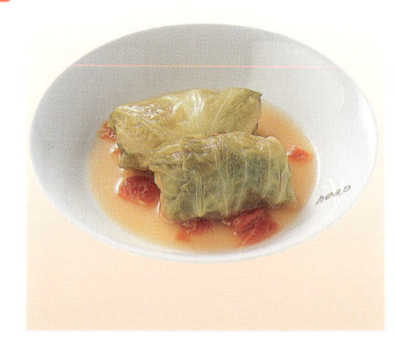

E (kcal)	P (g)	F (g)	C (g)	食物繊維 (g)	食塩 (g)
190	16.9	7.7	14.0	3.1	1.9

たいのかぶら蒸し

材料・分量（目安量）

たい	70 g	卵白	15 g
酒	5 g	やまといも	15 g
塩	0.4 g	だし汁	50 g
みつば	5 g	うすくちしょうゆ	5 g
かぶ	50 g		

作り方

① たいは骨がないことを確かめ，一口大に切って，酒，塩をする。
② みつばはゆでて，食べやすい大きさに切り，水気をきっておく。
③ すったかぶの中に，卵白とすりおろしたやまといもを入れてかき混ぜる。
④ 茶碗に，たい，みつばを入れて上からすりおろしたかぶを流し入れる。
⑤ ④を強火で10～15分程度蒸す。
⑥ 鍋でだし割りしょうゆを作り，蒸し上がった碗の中に回しかける。

● たいは，酒を先に振りかけることにより，塩の浸透度を高めます。

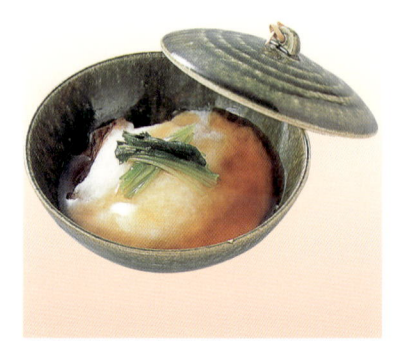

E (kcal)	P (g)	F (g)	C (g)	食物繊維 (g)	食塩 (g)
145	17.5	4.1	7.5	1.2	1.4

豆乳鍋

材料・分量（目安量）

豆乳	100 g	鴨ひき肉（皮なし）		生ふ	10 g
だし汁	100 g		30 g	はくさい	100 g
しょうゆ	10 g	長ねぎ	10 g	しゅんぎく	30 g
酒	5 g	しょうが	5 g	しめじ	30 g
		ソフト豆腐	80 g	えのきたけ	30 g
		ゆば（生）	10 g	はるさめ	10 g

作り方

① はくさいは大きなそぎ切り，しゅんぎくは5cmの長さに切る。
② しめじ，えのきたけも芯をとり除き，はるさめは，熱湯で戻す。
③ 鴨肉は，小口切りしたねぎとおろししょうがと混ぜ合わせ，2個に分ける。
④ 土鍋には豆乳とだし汁，しょうゆ，酒を合わせて注ぎ，火にかける。
⑤ 煮立ってきたら，③，①，②，豆腐，生ふ，生ゆばの順に入れ，火が通れば出来上がり。

● 残った豆乳だしにごはんを加えると，おいしい雑炊ができます。

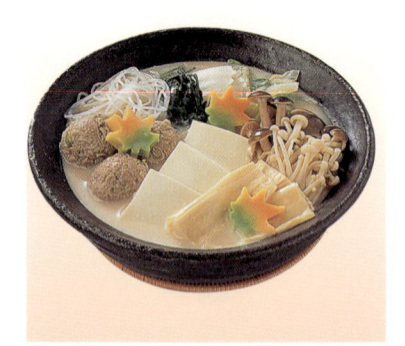

E (kcal)	P (g)	F (g)	C (g)	食物繊維 (g)	食塩 (g)
270	21.7	9.0	28.0	5.7	1.0

野菜はさみ焼き

材料・分量（目安量）

なす	30 g	パン粉	5 g	ナツメグ	(少々)
赤ピーマン	20 g	卵	5 g	ケチャップ	15 g
黄ピーマン	20 g	牛乳	10 g	ウスターソース	15 g
牛ひき肉（もも）	30 g	塩	0.3 g	バター	5 g
豚ひき肉（もも）	30 g	こしょう	(少々)	アスパラガス	30 g

作り方

① なすは縦に切り，先を3か所切り目を入れ，水に入れ，あく抜きする。
② ピーマンも縦に切り，中の種をとり除く。
③ ボウルには，牛・豚ひき肉，卵，牛乳に浸したパン粉を入れ混ぜ合わせ，塩，こしょう，ナツメグで下味をつける。
④ ①②の中に③を詰め220℃のオーブンで10分焼く。
⑤ 鍋にバターを加え溶かし，ケチャップ，ウスターソースを加え，合わせる。
⑥ 皿には，④.を盛り⑤のソースをかけ，ゆでたアスパラガスを添える。

● 盛り付け用に，季節の旬の野菜を準備しましょう。

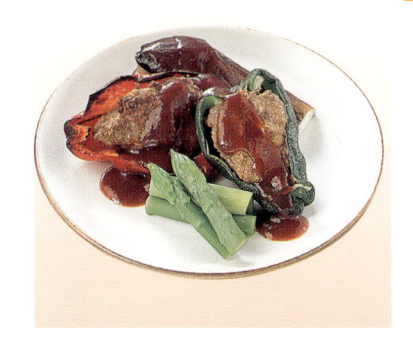

E (kcal)	P (g)	F (g)	C (g)	食物繊維 (g)	食塩 (g)
230	16.4	10.3	17.5	2.3	2.3

さばのマリネ

材料・分量（目安量）

さば	70 g	たまねぎ	30 g	酢	5 g
酒	3 g	赤たまねぎ	10 g	りんご酢	5 g
塩	0.3 g	にんじん	10 g	なたね油	5 g
小麦粉	3 g	りんご	10 g	塩	0.5 g
なたね油	3 g	ピーマン	5 g	こしょう	(少々)

作り方

① さばは，1切れを2〜3つに切り，酒を振りかけ，下塩をする。
② たまねぎ，赤たまねぎはスライス，にんじん，りんごはせん切りし，水にさらす。
③ 合わせ酢，油，塩，こしょうを合わせ，よく水をきった②を混ぜる。
④ ①のさばは小麦粉をまぶし，熱したフライパンに油を引いて両面を焼く。
⑤ 焼き上がった④を，③に漬け込む。

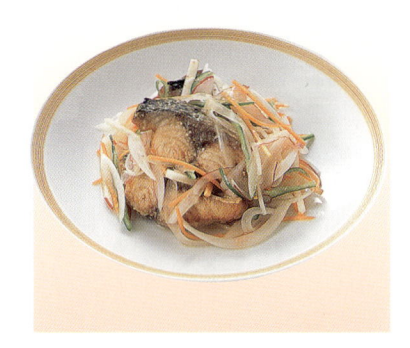

● さばは下処理の際に酒を振りかけ，特有のくさみを軽減します。

E (kcal)	P (g)	F (g)	C (g)	食物繊維 (g)	食塩 (g)
258	15.3	16.6	9.3	1.2	1.1

シーフードしゅうまい

材料・分量（目安量）

こえび	30 g	ごま油	3 g
ほたて貝柱	30 g	しゅうまいの皮	18 g（6枚）
たまねぎ	50 g	グリンピース	50 g（6粒）
にんじん	10 g	からし（粉）	(少々)
にら	10 g	ラー油	2〜3滴
しょうが	3 g	しょうゆ	8 g
かたくり粉	3 g	酢	4 g

作り方

① えびとほたて貝柱は，フードプロセッサーにかける。
② たまねぎはみじん切り，にんじん，にらも細かく刻む。
③ ボウルに①②おろししょうが，かたくり粉，ごま油を入れ混ぜ合わせる。
④ ③を6等分にし，しゅうまいの皮で包み，蒸し器で強火10分蒸す。
⑤ つけたれは，からし，ラー油，しょうゆ，酢を合わせて作る。

● えびとほたてを合わせなければ，2種のしゅうまいが作れます。

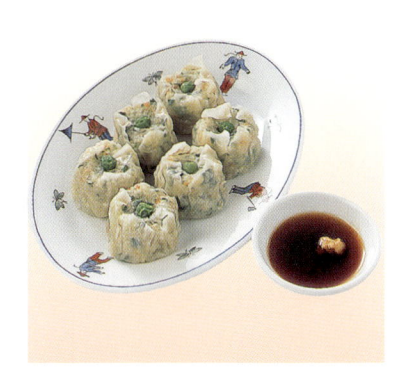

E (kcal)	P (g)	F (g)	C (g)	食物繊維 (g)	食塩 (g)
232	18.0	3.6	30.8	6.1	1.4

組合せ料理例

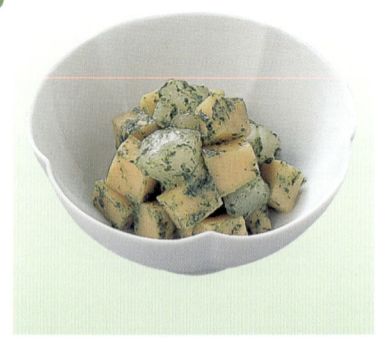

副菜

木の芽和え

材料・分量（目安量）

いか	20 g	甘みそ	7 g
たけのこ	60 g	みそ	3 g
だし汁	100 g	酒	5 g
しょうゆ	3 g	みりん	5 g
ほうれんそう	5 g	糠	（適宜）
木の芽	（少々）		

作り方

① いかは格子に切り目を入れ1cm程度の大きさに切る。
② たけのこは，糠を加え下ゆでし，大きめのさいの目に切り，しょうゆで調味しただし汁で煮込む。
③ 鍋には，2種のみそを入れ，酒，みりんを加え弱火で合わせみそを作る。
④ 軟らかくゆでたほうれんそうは，木の芽といっしょにペースト状にする。
⑤ 合わせみそに④を加える。①，②の材料を⑤のみそで合わせる。

●たけのこは前日に糠を加え下ゆでして，十分なあく抜きをします。

E (kcal)	P (g)	F (g)	C (g)	食物繊維 (g)	食塩 (g)
77	7.5	0.8	9.1	2.4	1.5

卵の花いり

材料・分量（目安量）

おから	50 g	酒	5 g
ひじき	2 g	みりん	5 g
油揚げ	5 g	砂糖	3 g
にんじん	10 g	しょうゆ	5 g
なたね油	5 g	長ねぎ	5 g

作り方

① おからは，からいりし，ひじきは水で戻し下ゆでする。
② 油揚げは横に長く2等分化し，短冊切り，にんじんはせん切り，ねぎは小口切りする。
③ 熱した鍋には，油を加え，①のひじきと②の材料を炒め，火が通ればおからを加えて十分炒め，調味する。最後にねぎを加え，軽く合わせる。

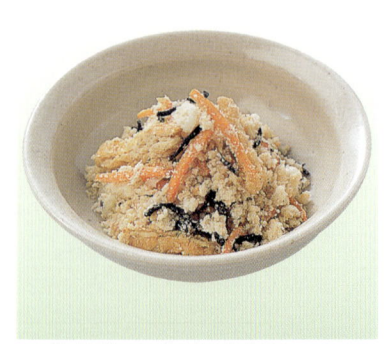

●おからは，事前に十分なからいりをして，特有のくさみを軽減します。

E (kcal)	P (g)	F (g)	C (g)	食物繊維 (g)	食塩 (g)
161	4.7	8.5	15.3	7.1	0.8

あなごの茶碗蒸し

材料・分量（目安量）

卵	25 g	ゆりね	15 g
だし汁	100 g	あなご（蒸し）	15 g
塩	0.8 g	くるまえび	15 g（S1尾）
うすくちしょうゆ	1.5 g	焼きかまぼこ	15 g
		ほうれんそう	20 g

作り方

① ゆりねは，かためにゆで，えびは殻，背わたを除き，ほうれんそうはゆでて2cmの長さに切り水気をとり除いておく。
② ボウルに卵を割りほぐし，だし汁を合わせ，塩，うすくちしょうゆで調味し，こし器でこす。
③ 器に①，あなご，かまぼこを入れ，②を注ぎ，表面の気泡は濡れぶきんでとり除く。
④ 強火1分，弱火10分で蒸す。

●ふたを少しずらし，余分な蒸気をにがすと，すが入りません。

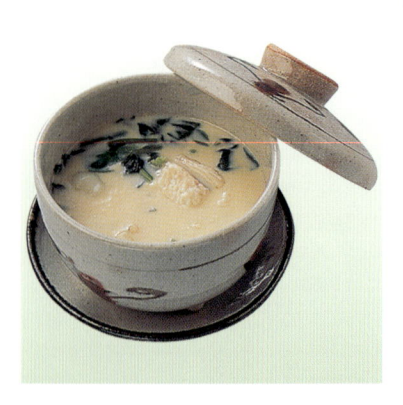

E (kcal)	P (g)	F (g)	C (g)	食物繊維 (g)	食塩 (g)
122	12.8	4.8	6.5	1.4	1.7

夜間食（200kcal）

さけとたらこのおにぎり

材料・分量（目安量）

ごはん	120 g	たらこ	5 g
さけ（生）	5 g	塩	1 g

作り方
① 具のさけ，たらこは，220℃のオーブンで10分焼く。
② ごはんを半分に分け，三角おにぎりを作り，塩を軽くふり①の具をトッピングする。

● 少量の具材でも，トッピングすることで視覚に訴え食欲亢進を。

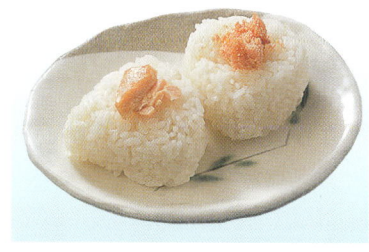

E (kcal)	P (g)	F (g)	C (g)	食物繊維 (g)	食塩 (g)
216	5.3	0.8	44.5	0.4	1.2

小巻蒸し，バナナ

材料・分量（目安量）

卵	25 g	塩	1 g	かに風味かまぼこ	10 g
だし汁	100 g	うどん（ゆで）	50 g	みつば	5 g
うすくちしょうゆ	2 g	鶏肉（ささ身）	10 g	バナナ	100 g

作り方
① だし汁に，うすくちしょうゆ・塩で味付けをし，冷ましておく。
② 卵は泡立てないように溶きほぐし，だし汁を加えて裏ごしをする。
③ 鶏肉とうどんは熱湯にさっとくぐらせる。
④ 茶碗にうどん・鶏肉・かにかまぼこを入れ，最後に②を注ぎ入れる。
⑤ 蒸し器に入れ，中火で15～20分蒸す。

● 卵液を注いだ後は，濡れぶきんで表面の気泡をとり除きます。

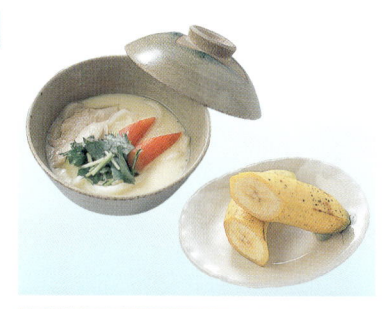

E (kcal)	P (g)	F (g)	C (g)	食物繊維 (g)	食塩 (g)
200	9.6	3.1	34.9	1.6	1.9

蒸しパン

材料・分量（目安量）

ホットケーキミックス	35 g	きな粉	6 g
牛乳	30 g	甘納豆	5 g
卵	7 g		

作り方
① ホットケーキミックス，牛乳，卵，きな粉をボウルに入れ，泡立て器で混ぜ合わせる。
② 生地を容器に移し入れ，甘納豆を上にトッピングする。
③ ラップをして，電子レンジで30～40秒加熱する。

● 短時間でできるため，食べる直前に電子レンジで加熱調理します。

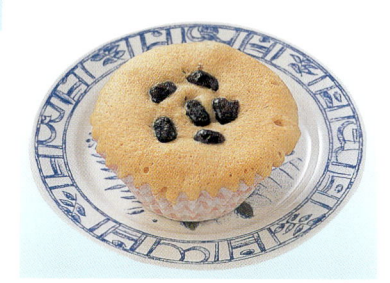

E (kcal)	P (g)	F (g)	C (g)	食物繊維 (g)	食塩 (g)
200	6.9	4.8	32.7	1.9	0.4

豆腐白玉・抹茶団子

材料・分量（目安量）

白玉粉	30 g	抹茶	0.5 g	きな粉	6 g
木綿豆腐	30 g			砂糖	9 g

作り方
① 白玉粉と，水をきった木綿豆腐を混ぜ合わせる。生地がかたいようなら，水を少しずつ加え調節する。
② 耳たぶぐらいのかたさになったら，生地を2等分する。生地の半分に抹茶を入れ，よく混ぜる。
③ 適当な大きさに丸め，沸騰したお湯の中に入れ，浮き上がるまで煮る。
④ 浮き上がって1～2分後にすくい上げて冷水に入れる。白玉が冷めたら，冷水からすくい上げる。きな粉と砂糖を混ぜ合わせ，白玉にかける。

● 白玉は冷蔵庫に入れず，必ず冷水で冷やしましょう。

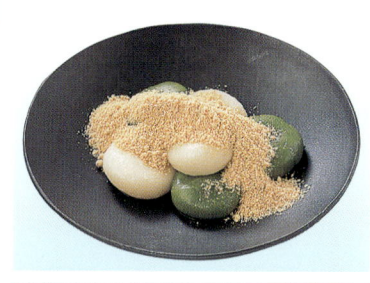

E (kcal)	P (g)	F (g)	C (g)	食物繊維 (g)	食塩 (g)
195	6.2	3.0	35.5	1.5	0.0

組合せ料理例

組合せ料理例

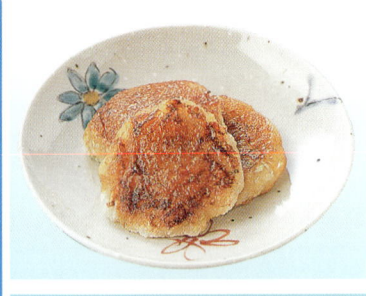

夜間食（100kcal）

れんこんもち

材料・分量（目安量）
れんこん	70 g	
長ねぎ	5 g	
かたくり粉	5 g	
A { うすくちしょうゆ	18 g	
酢	2 g	
砂糖	1 g	
ごま油	2 g	

作り方
① れんこんは皮をむき，酢水に放った後，すりおろして軽くしぼる。
② ①とかたくり粉，みじん切りした長ねぎを混ぜ合わせ，形を整える。
③ ごま油を熱したフライパンに並べ，はけでAを両面にぬりながら焼く。

● れんこんは，必ず酢水であく抜きをしましょう。

E (kcal)	P (g)	F (g)	C (g)	食物繊維 (g)	食塩 (g)
97	2.4	2.1	17.7	1.5	3.0

フルーツヨーグルト

材料・分量（目安量）
プレーンヨーグルト	90 g	バナナ	25 g	
りんご	25 g	みかん（缶詰）	25 g	

作り方
① バナナは輪切り，りんごはいちょう切りにする。
② ①とみかん缶を器に盛り，ヨーグルトを上からかける。

● 甘味は果物の種類により大きく違います。嗜好に合った果物で作りましょう。

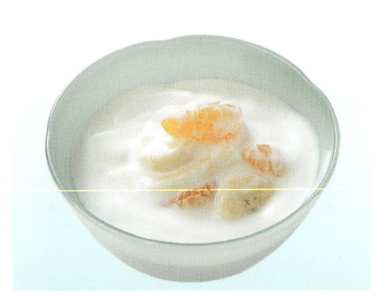

E (kcal)	P (g)	F (g)	C (g)	食物繊維 (g)	食塩 (g)
107	3.7	2.8	17.5	0.8	0.1

アップルミニボールケーキ

材料・分量（目安量）
ホットケーキミックス	20 g	りんご	15 g	
牛乳	15 g	メープルシロップ	4 g	
卵黄	5 g			

作り方
① ホットケーキミックス，牛乳，卵黄をボウルに入れ，泡立て器で混ぜ合わせる。
② りんごをすりおろしたものをボウルに加え，さらに，混ぜ合わせる。
③ 出来上がった生地を，たこ焼き器を使って焼く。

● 食べやすさを視覚に訴えるためミニボールの形にしました。

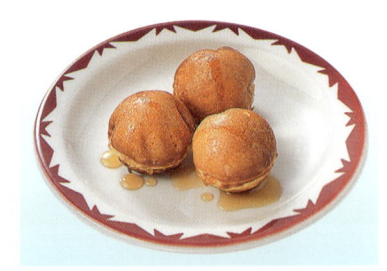

E (kcal)	P (g)	F (g)	C (g)	食物繊維 (g)	食塩 (g)
121	2.9	3.1	20.4	0.6	0.2

スイートポテト

材料・分量（目安量）
さつまいも	40 g	卵黄	2 g	砂糖	3 g
無塩バター	3 g	ホイップクリーム	3 g		

作り方
① 卵黄（仕上げ用に少量残す）をホイップクリーム，砂糖と合わせ，よく混ぜる。
② さつまいもはよく洗って皮をむき，適当な大きさに切って，水にさらす。
③ ふきんで水気をふき取り，ビニール袋に入れて電子レンジで5分ほど加熱する。（またはアルミホイルに包んで210℃のオーブンで約40分焼く。）
④ ③をボウルに入れ熱いうちによくつぶし，小さく切ったバターを加え，ボウルに①を加え，混ぜ合わせる。手で形を整え，クッキングシートを敷いた天板に並べ，とっておいた卵黄に水を入れてよく溶き，はけで塗る。
⑤ 210℃のオーブンで10分焼き，焼き色がついたら出来上がり。

● さつまいもは種類により甘味が違うため，必ず味見をし砂糖を加減。

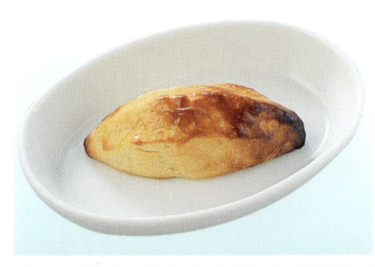

E (kcal)	P (g)	F (g)	C (g)	食物繊維 (g)	食塩 (g)
107	0.9	4.3	16.1	0.9	0.0

料理さくいん （デ間⇒デザート・間食を示す）

■ごはん・パン・めん類（穀類）

■ごはん類
オムライス 主食 …………………52
親子丼 主食 …………………52
牛丼 主食 …………………53
三色すしごはん 主食 ……126, 128
シーフードドリア 主食 …………48
炊き込みごはん 主食 …………138
チキンドリア 主食 …………138
チキンライス 主食 …………89
チャーハン 主食 …………………36
ちらしずし 主食 …………………77
天津飯 主食 …………………138
ねぎとろ丼 主食 …………………53
深川丼 主食 …………………88
ポークカレー 主食 …………………52
レタスチャーハン 主食 …………88
ごはんのお焼き デ間 …………101
さけとたらこのおにぎり デ間 …143

■パン類
シナモントースト 主食 ……120, 122
ジャムトースト（厚切りトースト）
　　主食 ……………………128
チーズトースト（厚切りトースト）
　　主食 ……………………126
ロールサンド 主食 ………132, 134

■めん類
スパゲッティナポリタン 主食 …53
スパゲティミートソース 主食 …40
タイ風サラダ麺 主食 …………88
ペペロンチーノ 主食 …………76
ミートスパゲッティ 主食 120, 122
焼きうどん 主食 …………………44

■その他
えびといかのお好み焼き 主食
　　……………………132, 134
マカロニスープ 汁 ………132, 134
マカロニサラダ 副菜 …………44
梅シロップ漬 デ間 …………102
たこやき デ間 …………………100
豚肉のお好み焼き デ間 ………101
蒸しパン デ間 …………………143

■いも類

■さつまいも
さつまいものみつ煮 デ間 ………102
スイートポテト デ間 …………144

抹茶入り茶巾しぼり デ間 ………85

■さといも
さといもサラダ 副菜 …………84
さといもとなすの田楽 副菜 …123
さといもの白煮 副菜 …………95
さといもの田楽 副菜 …………121

■じゃがいも
ビシソワーズ 汁 ………………139
スペイン風オムレツ 主菜 ………44
鶏肉とじゃがいもの南蛮漬 主菜
　　……………………………135
肉じゃが 主菜 …………………32
はるさめ肉じゃが 主菜 ………92
じゃがいもツナサラダ 副菜 …60
じゃがいもとさくらえびのきんぴら
　　副菜 ……………………80
じゃがいものカレー風味炒め 副菜
　　……………………………48
ニョッキのトマトソース 副菜 …60

■やまのいも・その他
みつばとながいもの明太子和え
　　副菜 ……………………97
えのきとこんにゃくの煮物 副菜 45
ごぼうとこんにゃくのきんぴら
　　副菜 ……………………93
くずきりの黒蜜かけ デ間 ………66

■豆・大豆製品

■だいず
呉汁 汁 ………………………133
ゆばとたけのこの清し汁 汁 …121
厚揚げと野菜のみそ炒め 主菜 …58
ぎせい豆腐 主菜 ………………90
キャベツと大豆のサラダ 主菜 …80
豆乳鍋 主菜 …………………140
豆腐の野菜あんかけ 主菜 ……48
豆腐ハンバーグ 主菜 …………80
マーボー豆腐 主菜 ……………58
いりおから 副菜 ………………41
卯の花いり 副菜 ……………142
キャベツと生揚げの煮物 副菜 …94
高野豆腐と野菜の炊き合わせ 副菜
　　……………………127, 129
豆腐白玉・抹茶団子 デ間 ……143

■あずき
ココナッツぜんざい デ間 ………102

■野菜類

■アスパラガス
アスパラガスのチーズ添え 副菜
　　……………………………120
アスパラガスのパプリカ風味 副菜
　　……………………………122
ホワイトアスパラとトマトの和風サ
ラダ 副菜 …………………98

■かぶ・かぼちゃ
かぶの即席漬 副菜 ……………84
かぼちゃのそぼろ煮 主菜 ………76
かぼちゃのガーリックサラダ 副菜
　　……………………………95
かぼちゃのヨーグルトサラダ 副菜
　　……………………………37

■キャベツ
キャベツと大豆のサラダ 主菜 …80
ロールキャベツ 主菜 …………140
キャベツと生揚げの煮物 副菜 …94
キャベツのカレー風味ソテー 副菜
　　……………………………96
キャベツのスープ煮 副菜 ………37
ツナとキャベツのソテー 副菜 …61
ゆでキャベツのごまマヨネーズがけ
　　副菜 ……………………76

■きゅうり
きゅうりとわかめの酢の物 副菜 41
きゅうりのサラダ 副菜 …………40

■ごぼう
きんぴらごぼう 副菜 …………32
ごぼうサラダ 副菜 ……………96
ごぼうとこんにゃくのきんぴら
　　副菜 ……………………93

■こまつな
こまつなと竹輪のからし和え 副菜
　　……………………………77
こまつなとのりの和風サラダ 副菜
　　……………………………74
こまつなのナムル 副菜 ………63

■だいこん
だいこんの清し汁 汁 …………135
だいこんのくず煮 副菜 ………63
ふろふきだいこん 副菜 ………77

■たけのこ
たけのこの清し汁 汁 ……………123
ゆばとたけのこの清し汁 汁 ……121
たけのこの土佐煮 副菜 …………85

■チンゲンサイ・トマト
チンゲンサイとほたてのにんにく炒め 副菜 …………………………84
チンゲンサイのソテー 副菜 ……45
チンゲンサイのわさび酢和え 副菜 …………………………………32
トマトサラダ 副菜 ………126, 128
プチトマトのサラダ 副菜 ………64

■なす
なすと鶏ひき肉のはさみ焼き 主菜 …………………………………59
豚肉となすの炒め物 主菜 ………49
米なすのはさみ揚げ 主菜 ………91
さといもとなすの田楽 副菜 ……123
なすのごま和え 副菜 ……………94

■にら・にんじん
にらたまご 副菜 …………………62
にらと牛肉の炒めサラダ 副菜 …97
クリームキャロットスープ 汁 …139

■はくさい・ほうれんそう
はくさいぎょうざ 主菜 …………90
ほたてとはくさいのミルク煮 主菜 …………………………………55
はくさいとあさりの磯辺和え 副菜 …………………………………80
はくさいとオレンジのサラダ 副菜 …………………………………65
はくさいの甘酢漬 副菜 …………33
はくさいの中華風マリネ 副菜 …95
はくさいの煮びたし 副菜 126, 128
ほうれんそうののり和え 副菜 …………………………………133, 135

■レタス・れんこん
レタスチャーハン 主食 …………88
レタスとかにの炒め物 副菜 ……61
れんこんのカレー風味 副菜 ……65
れんこんもち デ間 ………………144

■野菜全般・その他
呉汁 汁 ……………………………133
ズッキーニとセロリーのミネストローネ 汁 ……………………100
吉野汁 汁 …………………………99
厚揚げと野菜のみそ炒め 主菜 …58

たまごと野菜炒め 主菜 …………59
筑前煮 主菜 ………………………58
みょうがの豚肉巻き焼き 主菜 …89
野菜はさみ焼き 主菜 ……………141
あちゃら漬 副菜 …………………36
オクラと長ねぎの酢じょうゆ和え 副菜 …………………………………44
かにの三色甘酢 副菜 ……………81
カリフラワーのフリッター 副菜 …98
木の芽和え 副菜 …………………142
クラムチャウダー 副菜 …………61
高野豆腐と野菜の炊き合わせ 副菜 …………………………127, 129
コールスローサラダ 副菜 ………36
さやいんげんのナムル 副菜 ……97
さやいんげんのピーナッツバター和え 副菜 ………………………96
さらしたまねぎの削り節かけ 副菜 …………………………………64
白うりのしそ風味サラダ 副菜 …98
ぜんまいの煮付け 副菜 …………60
即席ピクルス 副菜 ………………76
なます 副菜 ………………………63
ふきの煮物 副菜 …………………64
マカロニサラダ 副菜 ……………44
みつばとながいもの明太子和え 副菜 …………………………………97
ミニサラダ 副菜 …………………48
もやしのソテー 副菜 ……………65
野菜のホイル焼き 副菜 …………62
野菜のミニグラタン 副菜 ………62

果実類

はくさいとオレンジのサラダ 副菜 …………………………………65
アップルミニボールケーキ デ間 …………………………………144
いちじくのコンポート デ間 ……66
いちじくのワイン煮 デ間 ………101
フルーツカクテル デ間 …………33
フルーツヨーグルト デ間 …80, 144
みかん寄せ デ間 …………………81
ゆずシャーベット デ間 …………134
ヨーグルトバナナ デ間 …120, 122

きのこ・海藻類

■きのこ類
きのことささ身のスープ 汁 ……99
なめこのみそ汁 汁 ………………127
なめこの吸い物 汁 ………………129
えのきとこんにゃくの煮物 副菜 …45

なめこ酢じょうゆ和え 副菜 ……49

■海藻類
のり吸い 汁 ………………………128
海藻サラダ 副菜 …………120, 122
きゅうりとわかめの酢の物 副菜 …41
ひじきのいり煮 副菜 ……………33

魚介類

■あさり
深川丼 主食 ………………………88
あさりの清まし汁 汁 ……………126
クラムチャウダー 副菜 …………61
はくさいとあさりの磯辺和え 副菜 …………………………………80

■あじ
あじの南蛮漬 主菜 ………………45
あじのハーブ焼き 主菜 …………76
あじの塩焼き 主菜 ………121, 123
あじフライ 主菜 …………………54

■いわし・かき・かれい
いわしの蒲焼き 主菜 ……………91
かきフライ 主菜 …………………90
かれいの唐揚げ和風あんかけ 主菜 …………………………………93

■さけ
さけのちゃんちゃん焼き 主菜 …41
さけのマリネ 主菜 ………………85
さけの照り焼き 主菜 ……127, 129
さけのマヨネーズ焼き 主菜 ……91

■さば・さわら
さばのカレー風味竜田揚げ 主菜 …81
さばのマリネ 主菜 ………………141
さわらの照り焼き 主菜 …………54

■たい・たら
たいのかぶら蒸し 主菜 …………140
たらのムニエル 主菜 ……………37

■ぶり
ぶりの照り焼き 主菜 ……………33
ぶりの粕汁 汁 ……………………139

■ほたてがい
ほたてとはくさいのミルク煮 主菜 …………………………………55
チンゲンサイとほたてのにんにく炒め 副菜 …………………………84

料理さくいん 147

■魚介類全般・その他
えびといかのお好み焼き 主食
　……………………………132, 134
シーフードドリア 主食 ………… 48
ねぎとろ丼 主食 ………………… 53
ぎんだらの煮付け 主菜 ………… 54
シーフードしゅうまい 主菜 …… 141
あなごの茶碗蒸し 副菜 ……… 142
かにの三色甘酢 副菜 …………… 81
レタスとかにの炒め物 副菜 …… 61

肉類

■牛肉
牛丼 主食 ………………………… 53
牛肉とピーマンの細切り炒め 主菜
　………………………………… 55
牛肉のオイスターソース炒め 主菜
　………………………………… 55
牛肉の野菜巻き 主菜 …………… 56
肉じゃが 主菜 …………………… 32
はるさめ肉じゃが 主菜 ………… 92
にらと牛肉の炒めサラダ 副菜 … 97

■鶏肉
親子丼 主食 ……………………… 52
チキンドリア 主食 ……………… 138
チキンライス 主食 ……………… 89
きのことささ身のスープ 汁 …… 99
チキンのソテートマトソース 主菜
　………………………………… 89
筑前煮 主菜 ……………………… 58
鶏肉とじゃがいもの南蛮漬 主菜
　………………………………… 135
鶏肉の唐揚げ 主菜 ……………… 92
鶏肉のじぶ煮 主菜 ……………… 57
鶏肉のトマト煮 主菜 …………… 40
鶏肉の南蛮漬 主菜 ……………… 133
鶏肉のホイル焼き 主菜 ………… 57
鶏のグリル焼きカレー風味 主菜 … 93
なすと鶏ひき肉のはさみ焼き 主菜
　………………………………… 59
米なすのはさみ揚げ 主菜 ……… 91
蒸し鶏のマリネ 主菜 …………… 36
やきとり 主菜 …………………… 84
ロールキャベツ 主菜 …………… 140

■豚肉
ポークカレー 主食 ……………… 52
酢豚 主菜 ………………………… 56
肉だんごの甘酢ソース和え 主菜 … 59
はくさいぎょうざ 主菜 ………… 90

はるさめと豚肉のタイ風サラダ
　主菜 …………………………… 92
豚肉となすの炒め物 主菜 ……… 49
豚肉のしょうが焼き 主菜 ……… 56
みょうがの豚肉巻き焼き 主菜 … 89
ゆで豚の中華ドレッシング和え
　主菜 …………………………… 57
豚肉のお好み焼き デ間 ……… 101

卵類

オムライス 主食 ………………… 52
親子丼 主食 ……………………… 52
天津飯 主食 ……………………… 138
かきたま汁 汁 …………………… 99
スクランブルエッグ 主菜 ……… 32
スペイン風オムレツ 主菜 ……… 44
たまごと野菜炒め 主菜 ………… 59
菜種たまご 主菜 ………………… 122
目玉焼き 主菜 …………………… 120
あなごの茶碗蒸し 副菜 ……… 142
にらたまご 副菜 ………………… 62
小巻蒸し デ間 ………………… 143

牛乳・乳製品

アスパラガスのチーズ添え 副菜
　………………………………… 120
フルーツヨーグルト デ間 …80, 144
ヨーグルトシャーベット デ間 …132
ヨーグルトバナナ デ間 …120, 122

菓子類・その他

ウーロン茶のしょうが風味ゼリー
　デ間 …………………………… 66
紅茶ゼリー デ間 ………………… 48
コーヒーゼリー デ間 …………… 40
抹茶ゼリー デ間 ………………… 77
ワインゼリー デ間 ……………… 32
わらびもち デ間 ……………… 100

著者（執筆順）

田中　明　　女子栄養大学教授
金澤　良枝　東京家政学院短期大学教授
長浜　幸子　相模女子大学准教授
高岸　和子　武庫川女子大学准教授

編者は巻頭に掲載してあります。

料理制作

松田　康子　　女子栄養大学准教授
駒場　千佳子　女子栄養大学助教
千葉　宏子　　女子栄養大学助教
指田　夏美　　女子栄養大学助手
池　　亜沙子　女子栄養大学助手

料理撮影

川上　隆二

スタイリスト

丸山かつよ

中島寿奈美（アシスタント）

デザイン・レイアウト・DTP制作
さくら工芸社

栄養食事療法シリーズ 2
たんぱく質コントロールの栄養食事療法

2009年（平成21年）3月10日　初版発行

編　者	渡邉早苗 寺本房子　ほか
発行者	筑紫恒男
発行所	株式会社 建帛社 KENPAKUSHA

〒112-0011　東京都文京区千石4丁目2番15号
TEL（03）3944-2611
FAX（03）3946-4377
http://www.kenpakusha.co.jp/

ISBN 978-4-7679-6131-6 C3047
Ⓒ渡邉，寺本ほか，2009.

亜細亜印刷／常川製本
Printed in Japan

本書の複製権・翻訳権・上映権・公衆送信権等は株式会社建帛社が保有します。
JCLS 〈（株）日本著作出版権管理システム委託出版物〉
本書の無断複写は著作権法上での例外を除き禁じられています。複写される場合は、（株）日本著作出版権管理システム（03-3817-5670）の許諾を得てください。

建帛社 創立50周年記念企画

栄養食事療法シリーズ〔全10巻〕

B5判　オールカラー　136～152頁　各巻定価2,205円（本体2,100円＋税）

1　エネルギーコントロールの栄養食事療法
糖尿病，肥満症

2　たんぱく質コントロールの栄養食事療法
腎臓疾患，透析，肝臓疾患

3　脂質コントロールの栄養食事療法
脂質異常症（高脂血症），胆嚢疾患，膵臓疾患

4　食塩コントロールの栄養食事療法
高血圧症，心不全，浮腫，腹水

5　ビタミン・ミネラル・水コントロールの栄養食事療法
貧血，骨粗鬆症，下痢・便秘，ビタミン欠乏症（アルコール依存症），感染症・白血病

6　小児・学童期の疾患と栄養食事療法
食物アレルギー，先天性代謝異常，小児糖尿病，小児肥満

7　思春期・妊娠期の疾患と栄養食事療法
食思不振症，つわりと妊娠悪阻，妊娠高血圧症候群，妊娠糖尿病

8　成人期の疾患と栄養食事療法
メタボリックシンドローム，動脈硬化症，高尿酸血症・痛風

9　高齢期の疾患と栄養食事療法
咀嚼・嚥下障害，褥瘡，リウマチ・膠原病

10　消化器・術前術後・呼吸器・内分泌疾患の栄養食事療法
口腔食道疾患・胃腸疾患，術前術後，呼吸器疾患，内分泌疾患

株式会社　建帛社　KENPAKUSHA

〒112-0011　東京都文京区千石4-2-15
Tel：03-3944-2611／Fax：03-3946-4377／http://www.kenpakusha.co.jp/